KB125295

그냥, 오늘 딱 하나만 해보면

인스턴트 웰니스

instant wellness

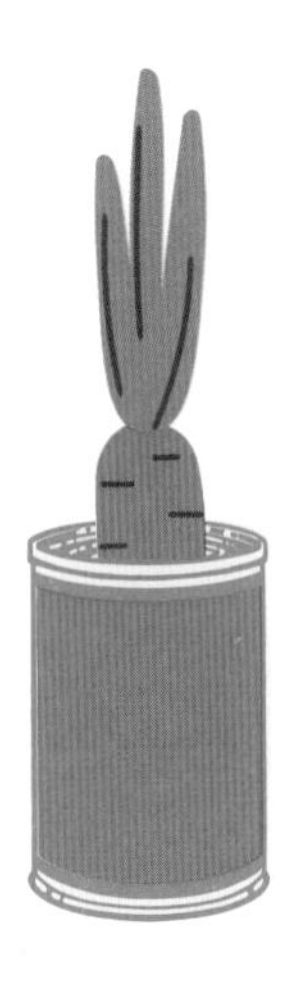

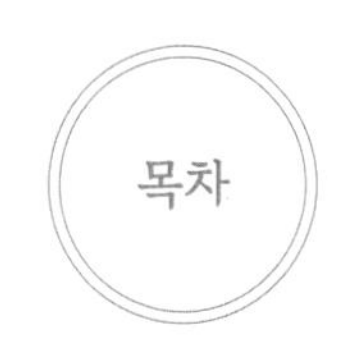

3 도시인의 웰니스

4 사회인의 웰니스

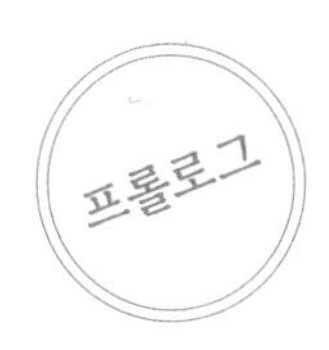

인스턴트가 어울리는 삶이었습니다만…

어느 고단한 날의 am 2:00 to am 2:00

사방이 어둠이다. 창문 너머로 캄캄한 밤을 부추기는 길고양이의 울음소리, 누군가의 허기를 채워줄 음식을 나르는 오토바이 엔진음만 고요한 침묵을 이따금 깬다. 작은 방, 벽 한쪽의 행어는 사계절의 옷을 둘러업고 위태롭게 서 있다.

그 아래 겨우 자리를 차지한 싱글 침대에 섬처럼 누운 나는 이불에 폭 싸여 얼굴만 훤하다. 별빛보다 강한 휴대폰 조명 덕에. 새벽 2시에도 여전히 함께 프로그램을 만드는 동생과 시답지 않은 농담을 주고받으며 잠깐 가진 휴식 시간도 잠에게 내

어주기 아쉽다고 말한다. 그러다 졸음에 지면 얼굴 위로 휴대폰을 떨궈 다시 정신 차리기를 몇 번 거듭하고 나서야 늦은 잠을 청한다.

스르르 눈을 뜬 시간은 오전 10시쯤. 방송작가들은 대부분 오후 출근이 일상적이다. 눈을 뜨자마자 시원한 물부터 벌컥벌컥 들이켠다. 반드시 뼛속까지 시원해질 물이어야 한다. 잠을 자도 좀처럼 떨어지지 않는 노곤함을 잊기 위한 첫 번째 단계니까. 세안으로 '정신 차리기 두 번째 의식'을 치르고 화장대 앞에 앉는다. 카더라식 상품 광고 문구에 열렬한 응원을 보내며 사 모은 화장품이 빼곡하게 쌓여 있는 모습이 마치 달동네를 닮았다. 피부에 좋다는 것은 다 모아둔 화장대이건만, 정작 손이 가는 건 커버용 제품이다. 거울 앞에 덩그러니 앉은 내 얼굴에 한 겹, 두 겹, 세 겹이 모자라게 계속 덮고 덮어 어떻게든 단점을 숨겨보려고 안간힘을 쓴다. 이 글을 읽는 여성들이라면 공감할 것이다. 이 행위는 결국 오후쯤 되면 '다크닝' 현상을 부르기 일쑤라는 것을.

당시 살던 집은 사당역 부근으로, 집으로 가는 길은 관악산 둘레길이다. 내 통장 사정과는 다르게 우리 집으로 향하는 언덕길은 수직 상승하는 경제지표 같다. 이 힘들고 고단한 길을 가는 것이 내가 자부하는 운동 타임이다. 아침이면 웅장한 관악산의 숲 내음이 공간을 채웠고 그 기운을 받으며 집을 나선다. 평지에 다다르면 커피를 볶는 단골 카페에 꼭 들러 아이스 아메리카노를 산다. 곧 죽어도 얼죽아다. '아아' 컵을 손에 들면서부터는 속도를 내야 한다. 발걸음이 빨라지는 이유는 아침을 거르고 이미 점심시간이 훌쩍 다가왔기 때문.

작가들과 마주해 간단한 회의를 하고 그 끝에 딸려오는 대화 주제는 점심 메뉴다. 오늘도 역시 떡볶이다. 강렬하게 맵고 단 맛에 무엇을 튀겨도 맛있다는 모둠 튀김과 탄수화물로 똘똘 뭉친 주먹밥도 필수로 추가한다. 프로그램 진행 사항이 식탁 위를 오가는 동안 정크푸드를 먹어 치운다. 위장 상태는 안

중에도 없이 강렬한 맛으로 채운 뱃속을 달랜다는 핑계로 부드러운 빵과 커피도 이어서 먹어준다. 그러고는 노트북 앞에서 종일 앉아 일을 한다. 움직이는 것은 키보드 위의 손가락과 눈동자, 보이지 않는 머릿속뿐이다. 엉덩이를 떼고 다리를 움직이는 순간은 생리 현상으로 인한 화장실행 정도다.

일을 끝내고 나서도 키보드 위가 소란스럽다. '그냥 가기 아쉬우니까, 딱 술 한 잔만 하자'며 메시지를 주고받는다. 그날 밤도 통통한 대창이 사장님의 불 쇼 화력에 환상적으로 구워진다. 쌓여가는 초록색 술병이 오늘의 우리를 위로한다고 최면을 건다. 집에 갈 때 택시가 아닌 대중교통 막차를 이용하는 나 자신의 모습에서 또 '생활 속 유산소'를 하고 있다고 칭찬한다.

이것이 내가 살아온 20대였다. 그때까지만 해도 나의 하루는 정크푸드 그 자체였다.

물주님 아니 브랜드를 따라 9 to 6로, 내가 변할 수밖에

TV 채널 3사만 있던 시절은 까마득한 옛날이고 100번대가 넘는 다양한 방송 채널과 OTT가 생겨났다. 그 변화의 시기가 20대 중반, 서브 작가로 살아가던 때다. 방송의 주제를 정할 때 이슈, 계절, 환경 관련 자료를 찾고 해외 예능 프로그램에서 힌트를 얻기도 했는데, 테마의 원천이 달라지는 변화의 물결을 만났다. 우리의 '갑', 채널보다 더 위에 있는 브랜드사의 등장이었다.

채널의 TV 광고 수익은 점점 하향 곡선을 그린다. 하지만 여전히 프로그램 한 편이 완성되기까지 물주가 필요하다. 물주들은 더 이상 15초 또는 30초의 짧은 순간에 만족하지 않고, 자사의 제품이 많이 팔려야 한다는 니즈는 더욱 확실해졌다. 그렇게 한 편, 한 편의 주인공이 된 브랜드들은 가볍고 단순한 노출을 넘어 러닝타임 50분의 주인공이 됐다.

이러한 흐름 속에서 건강을 논하는 쇼 닥터 프로그램, 제철 과일로 효능을 입증하는 정보 프로그램, 매 시즌 새로운 디자인을 쏟아내는 패션 프로그램을 거쳐 내가 자리 잡은 테마는 '뷰티'였다. 가장 관심 있고 좋아하는 것을 오래 할 수 있겠다 싶어 7년 차부터 뷰티 한 우물만 팠다.

그간 방송작가의 삶은 자료 조사, 답사, 출연자 미팅, 회의, 대본 작업, 촬영, 자막 작업이 늘 일반적으로 돌아가는 룰이었고 노트북 하나면 어디서든, 어느 때나 가능했다. 하지만 이제 업무 시간은 우리가 편한 대로가 아닌 물주님의 시간에 맞춰야 한다. 대부분의 회사는 9 to 6. 그들이 업무를 정리할 때쯤 소통이 가능하니 내가 변할 수밖에 없었다.

세상이 통일한 아침 출근 시각에 맞춰 노트북 앞에 앉기 시작했다. 나에게 새벽녘 같던 아침 8시를 견뎌내고 일어나야 했다. 이른 아침에 움직이게 만들 명분도 필요했다. 그래서 곧장 제작사 사무실 근처의 헬스장에 등록했다.

지하 1층에 위치한 헬스장 계단을 내려갈 때마다 발끝에 강한 비트가 퉁퉁 울렸다. 그 비트 말고도 초보 운동러를 긴장하게 만드는 요소가 많았다. 문을 열고 들어서자마자 몸이 훤히 드러나는 시원한 운동복의 몸 좋은 사람들, 거구의 기구들이 낯선 나를 쏘아보는 듯했다. 그 기구의 기운에 눌려 나는 다수에 섞여 표 나지 않는 GX 프로그램부터 시작했다. 고정된 자전거 위에서 음악에 맞춰 움직이는 스피닝이었다. 그때까지 평생 나는 땀이 잘 나지 않는 인간이라 자부했지만 내가 나를 몰랐던 거였다. 수업이 끝나고 자전거에서 내려올 때면 땀에 흥건히 젖어 있었다.

그러기를 며칠, 문득 신기한 느낌이 스쳤다. 평소라면 이불 속에 있을 시간에 땀에 홀딱 젖어 열을 식히는데 오히려 피곤이 가시는 것이다. 헬스장에 등록해 놓고는 한두 번 트레드밀 위에 서는 게 고작, 명단에만 있는 유령 회원이기 일쑤였던 내가 땀을 흘리고 만족감을 느끼다니 무슨 일인가!

이 기분이 얼마나 오래가는지 알아보려고 아침에 씻는다는 핑계라도 만들어 헬스장으로 향했다. 이때의 경험으로 지금도 종종 주변에 권한다. 헬스장에 가기까지가 힘들지 가면 한다고. 가는 길의 귀찮음을 극복하는 팁으로 제일 즐겨 사용하는 클렌저 제품을 모두 헬스장에 두길 권한다. 갈 수밖에 없고, 결국 움직이고 있을 것이다.

친구의 초상화가 내 어깨를 펴게 했다

'차분하고, 조용하고, 섬세하고, 여리여리하고, 청순하고.'

모두 나와 어울리지 않는 형용사다. 나는 늘 말이 많았고, 누군가를 웃기고 싶었고, 밝은 사람이고 싶었고, 친구에게 가장 잘 어울리는 별명 하나쯤은 지어주며 살고 싶었다. 이 장난스러움이 누군가에게 상처가 되었을 수도 있다면 진심으로 미안하다는 말을 전한다. 그래도 친구들을 관찰해 특징을 잡고 그에 맞는 애정 어린 별칭을 붙이던 습관 혹은 놀이가 방송 일을 하며 인물들의 캐릭터와 특징을 찾는 데 좋은 씨앗이 된 것 아니냐는 말을 종종 듣고는 한다. 이 몇 문장에서도 알 수 있다시피 나는 참 합리화를 잘하는 인간이었다. 겨우 스피닝으로 헬스장 문턱을 넘나들며 나름 '#운동하는여자'라는 자부심도 생겼고 주변에 운동을 권유하곤 했으니 말이다.

그때 "꿈 깨!"라는 듯이 정신이 번쩍 들게 하는 일이 있었다. 이제 막 재미가 붙기 시작한 초보 운동러의 자부심에 비수가 꽂힌 듯도 했다. 친구와 만나 시시한 농담과 이야기를 나누던 어떤 날, 재미 삼아 서로의 초상화를 그려주자며 펜을 들었다. 친구들을 관찰하고 특징을 잡아 별명을 만들던 취미(?)도 있었으니 그림의 완성도는 낮을지언정 재미는 있겠다 싶었는데, 내 그림이 문제가 아니라 '내가' 문제였다.

나를 유심히 관찰한 친구의 그림 속 나는 그저 충격이었다. 허리는 반쯤 굽어 있고 어깨는 달팽이의 몸체처럼 완전히 말려 긴 목을 축 늘어뜨리고 있는 것이 아닌가. 곧 땅에 꺼질 듯 굽혀 걷는 습관. 타인이 보는 나는 진화의 완성에 도달하지 않은, 이제 막 두 발로 세상을 걷게 된 인류 시초의 모습을 닮았다. 나를 왜 이렇게 그렸느냐고 친구를 탓하기보다는 당장 나 자신을 바꿔야겠다는 생각이 절실했다.

바로 다음 날부터 자전거에서 신나게 리듬을 타고 내려와서 곧장 샤워장으로 가던 발걸음을 헬스 기구 앞으로 옮겼다. 그때부터 차츰 운동에 진심이 되었던 것 같다. 폴더처럼 접혀 있던 몸이 펼쳐지는 과정을 눈으로 확인할 때마다 좋았다.

'도무지 운동에 관심이 생기지 않는다', '숨 쉬는 것만으로도 충분한 운동을 하고 있다'고 합리화하는 이들이 있다면 객관화된 자신을 확인하라. 혹은 내가 변화하고 싶은 작은 한 가지라도 정해 나만의 챌린지를 시작해 보면 어떨까. 변화하는 자신의 모습에서 곧 만족감이 흘러넘쳐 결국 습관이 될 것이라 믿는다.

1장
내 몸 실험기

몸에 좋다는 식품부터 자세를 바로잡고 살을 빼는 데 더 효과적이라는 어떤 운동까지. 몸 관리 방법에도 유행이 있고, 누가 '효과를 봤다'고 하면 귀가 쫑긋해진다. 그런데 골고루 잘 먹고 잘 자고 충분히 운동하기라는 정석 외에는 **'누구에게나 좋은 (잘 맞는) 비법'이란 게 과연 있을까? 솔깃한 그 방법, 과연 나에게도 맞을까?**
내 몸 실험기는 이러한 의문에서 시작됐다.

내 몸 실험기 타임라인

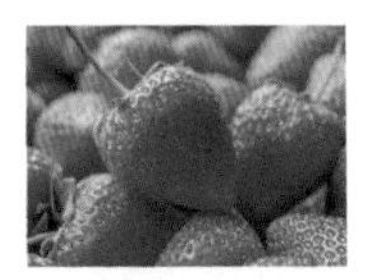

2020
'지중해식단' 실험

핵심 아이템
제철 과일과 식재료, 그리고 올리브오일

기간 10주,
2020년 4월 ~ 6월

2021
'8체질 식단' 실험

핵심 아이템
채소, 흰살생선

기간 9주,
2021년 4월 ~ 6월

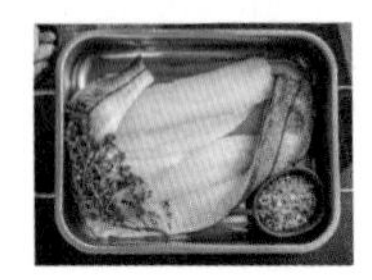

2019
'식물성 단백질' 실험

핵심 아이템
두부(식물성 단백질)

기간 12주,
2019년 10월 ~ 12월

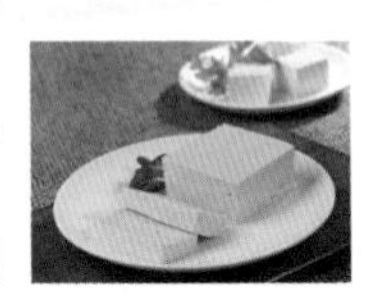

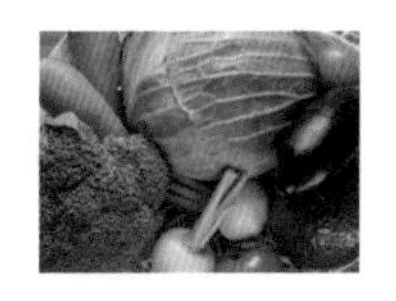

2024

'혈당 집중 관리' 실험

- 핵심 아이템
  제철 채소, 충분한 단백질 + 식사 순서 조정
- 기간 8주,
  2024년 4월 ~ 6월

2022

'식물성 대체육' 실험

- 핵심 아이템
  완두콩 음료, 다양한 대체육 제품
- 기간 12주,
  2022년 4월 ~ 6월

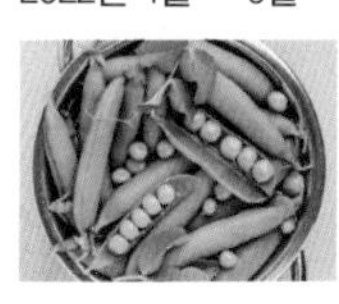

2023

'콜라겐 다이어트' 실험

- 핵심 아이템
  콜라겐과 비타민 C
- 기간 8주,
  2023년 4월 ~ 6월

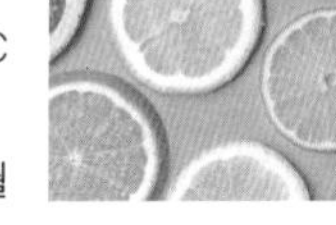

두부로 '근육몬'이 될 수 있을까?

#비건다이어트 #2019내몸실험기

채식으로 몸을 잔뜩 부풀린 미국 보디빌더의 기사를 보았다. 반대로 채식만으로 15kg 이상 감량했다는 연예인도 있다. '건강식' 하면 흔히 채소 위주로 꾸린 한 상을 떠올리는데, 채식주의자로 살면 건강에 좋을까? 또 누구는 채식으로 몸을 키우고, 어떤 이는 채식으로 체중 감량을 한다면 증량과 감량을 좌우하는 결정적인 요인은 무엇일까?

미인의 관리 비법, 두부?

지금 장원영, 한소희가 이 시대의 미인으로 꼽힌다면 원조 혹은 리빙 레전드, 한국의 3대 미녀는 '태·혜·지'라는 말이 있다. 김태희, 송혜교, 전지현. 지금까지도 이들은 비주얼의 상징으로 왕성하게 활동 중이다. 이 중 특히 생각나는 인물은 '혜교 언니'인데, 업계에서도 얼굴만큼 성격 좋기로 유명하다.

1998년 데뷔 당시 동그란 얼굴형에 글래머러스한 몸매가 매력적이었던 그녀가 2004년 드라마 〈풀하우스〉에서는 전보다 가느다란 몸으로 등장했다. 당시 여러 매체에서 인터뷰를 통해 밝힌 그녀의 체형 관리 비법은 느리지만 지속적으로 할 수 있는 '걷기'였다.

그러다 2018년 하반기 드라마 〈남자친구〉에서는 완전히 여리여리한 체형으로 새로운 모습을 보여주었다. '말랐다'는 말이 절로 나오는데도 굉장히 건강해 보였고 피부도 빛이 났다. 잡지, 소셜미디어, 방송 등에서는 그녀의 복귀작에 대한 관심만큼 관리법을 묻는 질문이 쏟아졌다. 그녀는 식습관이 자신을 바꿨다고 이야기하며 즐겨 먹는 식품으로 두부를 꼽았다. 이때까지만 해도 포털사이트에서 검색어 순위를 확인할 수 있었는데 '송혜교 다이어트', '송혜교 두부 다이어트'는 순위의 미동 없이 며칠간 상위에 랭크될 정도로 장안의 화제였다.

'어떤 다이어트 콘텐츠를 만들어야 나도 즐겁게 꾸준히 할 수 있을까' 고민하던 차에 '송혜교 다이어트' 키워드가 눈에 들어왔다. '아, 이거다!' 싶었다. 방송작가로 활동할 때는 질문을 나열하고 그 대답을 구성하기 바빴다면, 좋은 정보를 내 몸에 실험해 보며 '진짜 좋은 것'을 가려내고 싶었다. 12주의 기간을 정하고 송혜교처럼 살아보기로 했다. 그게 내 콘텐츠 시리즈 중 하나인 '#내몸실험기'의 시작이다.

두부를 중심으로 영양 밸런스 맞추기

목표는 체중 감량, 정확히는 '체지방 감량'이었다. 근손실을 줄이며 지방만 빼는 데 송혜교 다이어트가 제격이라 생각한 나는 먼저 식습관부터 따라 했다. 그녀는 식사뿐 아니라 간식으로도 두부를 찾았다고 한다. 식물성 단백질이 매우 풍부한 식품인 두부는 시중의 가공식품도 영양소가 많이 파괴되지 않는다는 게 큰 장점이다. 영양소 파괴를 염려하며 굳이 갓 만든 두부를 찾을 필요 없이 마트 두부를 구입해도 된다는 이야기다. 또 다른 중요한 장점은 포만감이 크다는 것. 다이어트의 적인 '배고픔'을 견디는 데도 두부가 쏠쏠한 역할을 한다.

두부를 1순위 메뉴로 두더라도 원칙이 있었다. 두부 원 푸드

다이어트가 아닌 탄수화물, 지방, 단백질의 기본 영양 구조는 지키는 것이다. 때문에 두부와 맛과 영양이 잘 어울리는 식품을 찾아 궁합을 맞췄다.

의외로 가장 궁합이 좋은 음식은 '쌀'이었다. 두부에는 필수 아미노산이 골고루 들어 있고, 식물성 단백질에는 부족한 편인 라이신(lysine)이 풍부하다. 두부의 라이신과 쌀에 풍부한 메티오닌이 만나면 영양의 상호 보완이 가능하다. 그래서 두부와 함께라면 '다이어트에 쌀밥은 적'이라는 생각을 잠시 접어둘 수 있어서 마음도 편하고 꽤 만족스러웠다. 또 요즘은 두부를 '한 모'의 네모반듯한 모양뿐 아니라 두부피, 두부 면처럼 면과 빵을 대체할 수 있는 다양한 식품으로 만날 수 있어 누구나 손쉽게 도전해 볼 만하다.

송혜교가 간식으로 두부 제품을 즐겨 찾았던 것처럼 나도 이에 맞추기 위해 두부를 여러 방법으로 먹었다. 물기 뺀 두부를 팬에 볶아 100g 쌀밥에 토핑으로 얹어 먹거나 두부와 저지방 요구르트, 바나나를 갈아 셰이크로 만들어 마셨다. 두부를 데치거나 구워서 샐러드에 토핑으로 곁들이기도 했다.

첫 번째 내 몸 실험기가 남긴 교훈

의도치 않게 첫 12주는 비건으로 살게 됐다. 매 끼니 두부를 중심에 두다 보니, 대부분의 단백질을 식물성으로 보충했다. 두부 외에는 견과류를 먹었다. 운동도 멈추지 않고 매일 웨이트트레이닝을 했고, 유산소운동은 4~6km를 6분 초반대 페이스로 꾸준히 뛰었다.

어떤 일이든 첫 도전은 고되고, 시행착오도 겪기 마련이다. 태어나 처음으로 철저한 운동 플랜과 식단을 지켰다. 가뜩이나 육류와 빵을 좋아하는 내게 두부 중심의 12주는 12개월 같았다. 짧은 시간에 10% 이상 체지방이 줄었지만 매일을 비건으로 사는 데 한계를 느꼈다.

내가 느낀 한계 중 하나는 좀처럼 힘이 나지 않는다는 것. 운동할 땐 이 악물고 해서 몰랐는데, 일상생활과 업무 시간에 에너지가 부족한 게 여실히 느껴졌다. 에너지가 떨어지니 멘털 잡기도 어려웠는지, 누가 건들기만 해도 눈물이 핑 돌았던 것 같다. 서울 여의도의 63빌딩 주변으로 자주 뛰는 코스가 있는데, 어느 날은 정신을 차려보니 경로를 이탈해 고깃집이 줄을 이은 샛강역 주변에 도달해 있었다. 냄새로 허기를 달래고 창

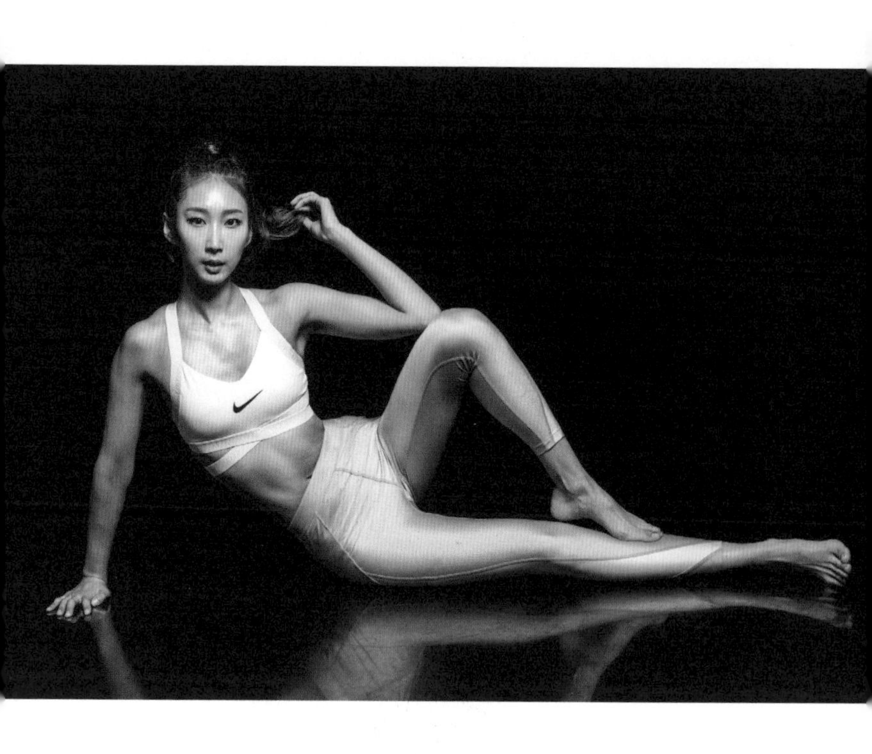

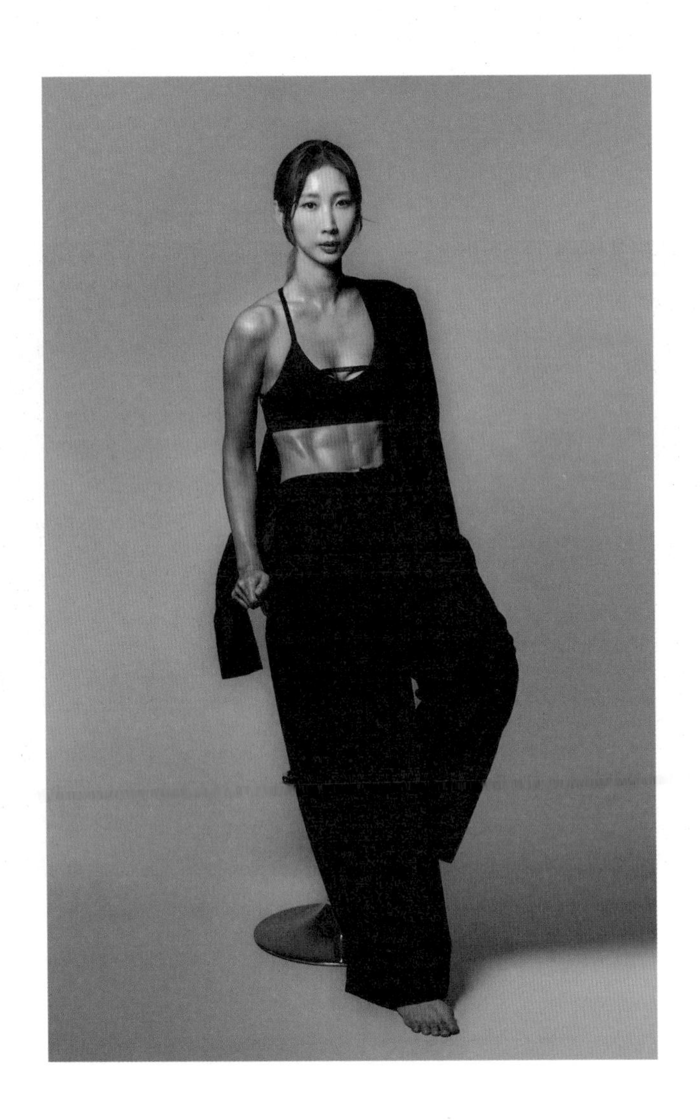

에 비친 내 초라한 모습에 또 울었다.

의욕적으로 시작해 '내가 이렇게 눈물이 많았구나'라는 감상을 남긴 마의 12주는 내게 색다른 경험과 교훈을 주었다. 도전하고 목표한 기간을 끝까지 채웠다는 성취감, 한결 가벼워진 몸 덕분에 올라간 생활의 질은 긍정적이다. 하지만 세상에 존재하는 다양한 식재료를 배척하고 제한적 식단만 섭취할 때 찾아오는 정신적인 영향은 결코 만만치 않았다.

그래서 결론은? 인생에 한 번 해봄 직하나 즐겁고 행복하게 근육을 키우고 싶다면 다른 방법이 낫지 않을까 싶다는 것?

첫 번째 내 몸 실험기는 인스타그램에서 조회 수 200만을 넘겼다. 영상을 주로 올리는 SNS 환경에서도 내가 가장 가까이하고 좋아하는 것은 텍스트인데 지금의 시대와 반대라는 의견이 많았다. 그런데 질 좋은 콘텐츠, 진짜 정보를 공유하다 보니 많은 사람이 공감하고 읽었다. 덕분에 내 도전과 진짜 경험이 담긴 내 몸 실험기를 이어갈 수 있었다.

가공식품 끊고 지중해식으로 살아보기

#지중해식식단 #2020내몸실험기

'전날 먹은 음식이 다음 날 컨디션을 좌우한다.' 첫 내 몸 실험기 후 느낀 점이다. 세계 장수 상위권인 그리스와 스페인 사람들도 술과 담배를 딱히 멀리하는 것 같지는 않은데, 비만과 각종 성인병 위험률이 다른 나라에 비해 낮았다. 혹시 그들이 '먹는 것'에 해답이 있을까?

먹는 것이 내 몸을 만든다

2019년 첫 내 몸 실험기를 마치고 기록을 남기는 차원에서 사진을 촬영했다. 매서운 바람이 스칠 때마다 살갗이 아려올 정도로 추운 겨울날이었다. 촬영이 끝나기 무섭게 좋아하는 사람들과 고깃집에 모였다. 숯불 위에서 지글지글 구운 양념갈비의 향은 아직도 잊을 수 없다. 한 점을 푸른 채소에 싸고, 맑은 소주 한 잔을 훅 삼켰다. 타는 듯한 느낌의 알코올이 목부터 배까지 타고 내려갔다. 그리고 입안 가득 고기를 씹으니 행복했다. 그날은 정말 고삐 풀린 듯이 온갖 음식을 흡입했다. 그리고 다음 날부터 고기와 소주를 신나게 넘길 때는 예상하지 못했던 고통이 시작됐다.

12주간 두부와 채소로 정갈해진 몸에 갑자기 들이닥친 자극적인 음식들은 갖가지 흔적을 남겼다. 실험 기간에는 피부 컨디션이 좋았는데, 고깃집 만찬 바로 다음 날 살짝 스치기만 해도 통증이 느껴지는 커다란 여드름이 턱과 이마에 솟았다. 소화기관도 하나둘 탈이 났다. 몸 안팎으로 나를 괴롭힌 염증을 다스리는 데 12주보다 더 걸렸다.

첫 내 몸 실험기와 그 직후에 있었던 하루 저녁의 일탈로 깨달은 점은 '먹는 것이 곧 나 자신'이라는 것이다. 무엇을 먹어야 하나? 고민하던 내 눈에 띈 인물은 배우 김희애였다.

언젠가부터 당장 젊음으로 반짝이는 사람보다 나이가 들수록 건강하고 자신만의 생활 루틴을 가지고 있는 사람을 닮고 싶었다. 김희애가 그 롤모델로, 늘 공식 석상에 등장할 때마다 자신만의 독보적인 건강한 오라를 내뿜는 그녀는 어느 날 자신 있게 자신의 루틴을 공개했다. 바로 꾸준히 운동하고 '지중해식'을 즐긴다는 것. 그걸 보고 결심했다. 2020년, 김희애처럼 살아봐야겠다고.

유네스코가 인정한 건강 식단

지중해식 식단은 세계적으로도 인정받는 대표적인 건강 식단이다. 얼마나 좋으면 유네스코 무형문화유산으로 등재됐을까. 유네스코는 2013년 '지중해식 식문화'를 무형문화유산으로 지정하며 '심혈관계 질환의 위험을 줄이고 노화를 예방하며 정신건강에 긍정적인 이점을 크게 가져다준다'고 발표했다.

늘 마음의 소리에 집중한다는 가수 박진영은 SBS 예능 프로그램 〈집사부일체〉에 출연해 지중해식 식단의 일환으로 매일 올리브오일을 섭취하는 모습을 보여 화제가 된 적이 있다. 영양 정신의학자 이트시아르 디곤(Itziar Digón)은 "지중해식 식단에 포함된 모든 성분은 체내에 쌓이는 염증을 줄이고 뇌에 염증이 도달하는 것을 막아 정서장애를 예방한다"고 말했다. 관리 좀 한다는 사람들이 식탁에 지중해식을 올려놓는 이유가 있지 않을까?

우선 실험 기간을 정했다. 2020년 4월 1일부터 6월 13일까지. 지중해식 식단의 큰 특징은 각종 첨가물을 넣어 공장에서 가공한 식품이 아닌, 제철 과일과 식재료를 충분히 활용해 담백하게 차려내는 것이다. 여기에 지중해 특산물 중 하나인 올리브오일을 자주 섭취하는 것도 포인트.

첫 3일 동안은 지중해식 식단 준비 차원에서 디톡스를 진행했다. 미지근한 물에 히말라야 솔트를 녹여 만든 디톡스 워터를 공복에 마셨다. 소금물은 미네랄이 풍부한 것이 장점이다. 종종 속이 더부룩하고 배에 가스가 자주 찼는데 소금물 디톡스를 하며 그 횟수가 눈에 띄게 줄었다.

여기에 라즈베리, 블루베리, 블랙커런트 등 베리류를 풍부하게 넣은 식물성 단백질 셰이크와 식물성 음료를 섞어 본식으로 먹고 매 끼니에 올리브오일을 섭취했다. 처음에는 생오일을 삼키기가 힘들어 캡슐로 가공된 올리브오일을 섭취했다.

우리는 선택할 수 있는 먹거리가 너무 많은 시대에 살고 있다. 바쁜 현대인을 위해 보존, 가공 기술을 접목한 간편식도 인기다. 인스턴트식품이 늘고, 식문화에 '간편한 조리'가 매우 중요한 요소로 자리 잡으면서 제철 음식과 같은 다양한 음식에 대한 접근성이 떨어지고 가공식품 섭취량이 지나치게 늘었다. 끼니를 고민 없이 편하게 해결하며 계속 몸속에 독소를 쌓고 있는지도 모른다.

지중해식 식단에서 가장 중점을 둔 부분은 가공식품을 멀리하는 것이었다. 흰살생선, 생닭 가슴살, 홍두깨살 등을 직접 사서 조리한 음식으로 단백질을 섭취하고 꿀이나 쌀밥, 고구마로 탄수화물을 채웠다. 우리 집 뒤뜰에 큰 화분 몇 개를 들여 토마토, 케일, 상추 등 여러 채소를 심어 직접 길러 먹었다. 키우고 조리하는 과정이 번거롭고, 그렇게 해서 차려낸 한 끼에 맛은 기대하지 말자고 각오하고 시작했는데, 짐작과 다르게 내 손으로 차린 한 끼 식탁들은 대부분 만족스러웠다.

가자미살을 넣어 미역국을 끓이고, 홍두깨살을 얇게 썰어 구운 다음 생고추냉이와 쌈을 싸서 먹었다. 닭 가슴살을 잘게 찢어 뭇국도 끓여봤다. 가공식품 대신 생물 재료를 요리조리 변주해 요리한 한 끼가 훨씬 포만감이 컸고 맛 또한 질릴 틈이 없었다.

지중해식 식단의 핵심인 제철 채소는 한 끼에 50%는 되도록 구성했다. 또 동물성 단백질을 제외하지 않았고 식물성 단백질과 함께 고루 섭취했다. 올리브오일은 밥을 지을 때, 셰이크를 만들 때, 샐러드를 먹을 때 등 다양하게 활용해 매일 먹었다.

건강해진 '느낌적 느낌' 대신, 항산화 능력 검사로 확인

지중해식 식단에 도전한 감상은? 첫 내 몸 실험기로 비건 식단을 할 때보다 훨씬 에너지가 넘쳤고 정신적으로도 건강해지는 것을 느꼈다. 눈으로 보기에도 괜찮고 느낌도 좋았지만, 구체적이고 실질적인 데이터가 필요한 나는 먹거리가 몸속에 어떤 영향을 미쳤는지 확인하고 싶었다. 가공식품을 끊고 지중해식 식단에 도전한 지 38일째 되던 날, 병원을 찾아 활성산소 검사와 항산화 능력 검사를 받았다.

우리가 노화에 대해 이야기할 때 흔히 활성산소를 함께 언급한다. 활성산소는 쉽게 말해 인체의 배기가스다. 이 가스가 몸속을 돌아다니며 혈관과 세포를 손상하기도 하고 신체 노화와 면역 기능 장애를 가져온다. 이렇게 생긴 질병들이 아토피, 우울증, 두통, 소화불량, 역류성 식도염, 고혈압 등 우리에게 친숙한 현대 질병이다. 항산화 능력 검사는 인체에 산화 스트

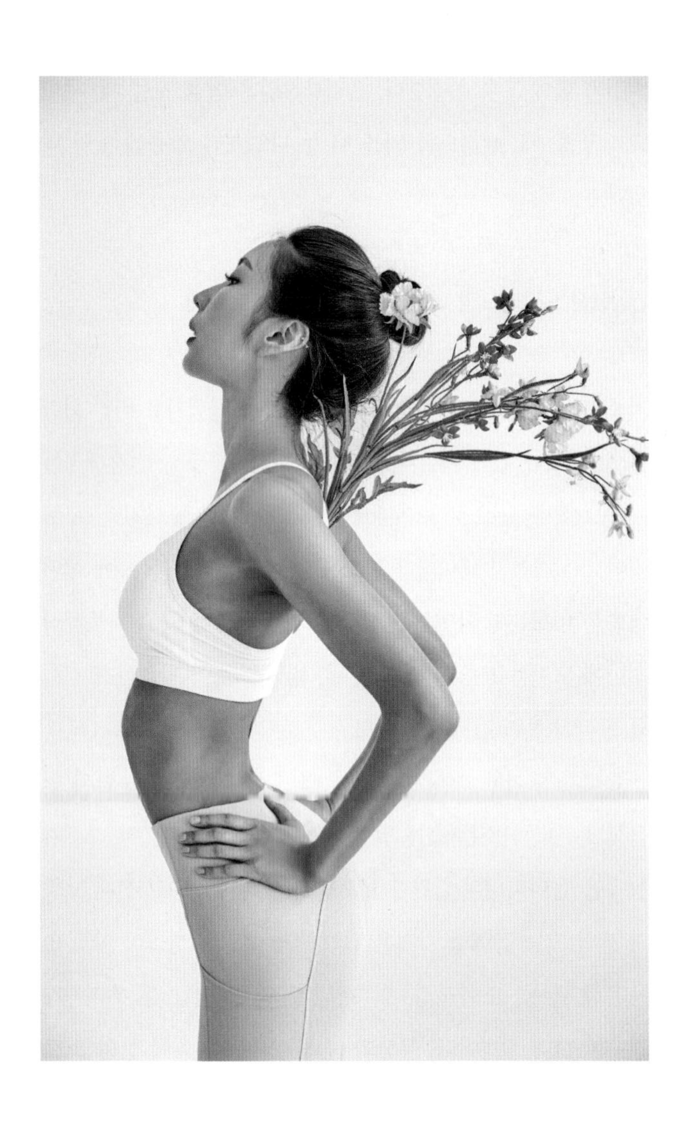

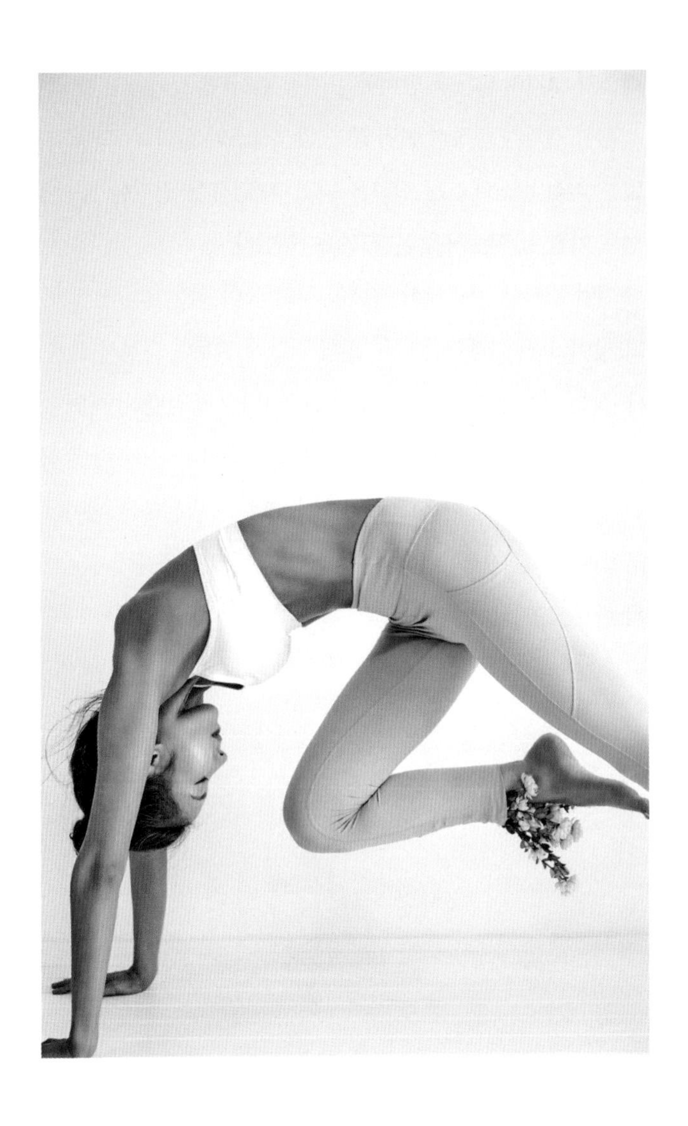

레스가 생기지 않도록 방어하는 기능 검사다.

검사 결과가 굉장히 놀라웠다. 활성산소와 산화 스트레스가 없는 최적의 상태라는 진단을 받았다. 검사를 진행한 병원에서도 이런 결과는 처음 본다고 의아해했다.

이런 결과에 지중해식 식단이 차지한 비율은 얼마나 될까? 그 공이 크긴 하겠지만 나는 실험 기간에 전보다 긍정적이었던 내 정신 건강 컨디션도 못지않게 중요하다고 생각한다. 어떤 일이든 마음먹기 나름이라는데, 실험을 거듭하며 느낀 바는 몸뿐 아니라 생각과 마음도 먹는 것에 영향을 받는다는 점이다. 풀밭에서 고기를 그리워하며 흘렸던 눈물이 지중해에서는 바싹 마른 걸 보면 말이다.

나는 어떤 체질일까?

#8체질다이어트 #2021내몸실험기

오늘 하루라도 덜 늙고 싶었던 내 몸 실험기는 어쩔 수 없이 다이어트와 더 맞닿는 부분이 많았다. SNS 구독자들의 질문도 다이어트에 대한 것이 90% 이상이었다. 대부분이 이런 고민을 하는데, 어떤 이들은 '먹방'을 하면서도 날씬한 몸을 유지한다. 먹어도 안 찌는 체질이 따로 있는 걸까?

살 안 찌는 체질로 바꿀 수 있을까?

마른 몸매의 대식가들에게 '살 안 찌는 비결'을 물으면 이런 말이 되돌아올 때가 있다.

"원래 살이 안 찌는 체질이에요."

나를 포함해 대부분의 사람들이 부러워하는 체질이 아닌가? 어떻게 하면 그런 체질이 될 수 있을까? 타고나는 걸까? 어떤 운동 전문가들은 에너지 소모량이 높은 체질로 바꿔야 살이 잘 빠진다고 한다. 결국 기초대사량이 높아야 한다는 건데, 타고난 사람도 있지만 후천적으로 식단 관리와 운동을 병행하면 이런 체질이 될 수 있다고 권유하기도 한다.

한의학에서도 체질의 중요성을 이야기한다. 바로 '8체질'이다. 체질을 알고 해당 체질에 맞는 음식과 생활 방식을 고수하면 누구보다 건강한 삶을 살 수 있다는 것이다. 8체질이 궁금해서 파고 파다 보니 가수 옥주현과 마주했다. 그녀는 핑클로 데뷔할 당시에는 조금 통통했지만 어느 날부터 자기 관리 잘된 완벽한 몸매의 소유자로 자리매김했다. 다이어트와 관련된 그녀의 명언도 있지 않은가.

"어차피 아는 맛인데 왜 먹어요."

옥주현은 8체질을 맹신한다고 자주 이야기한다. 식단 관리 방법을 유행에 따라 바꾸지 않고, 오로지 자신의 체질에 맞춰 식단을 짠다는 것이다. 그녀는 소고기가 잘 맞는 '목양 체질'이라 했다. 그럼 나는 어떤 체질일까?

토양 체질 식단 플랜

8체질로 가장 유명하다는 병원을 찾아봤다. 8체질은 우리 몸에 있는 10개 내장(심장, 폐장, 췌장, 간장, 신장, 소장, 대장, 위, 담낭, 방광)의 상태로 나뉜다. 어떤 기관은 약하고 어떤 기관은 강한지를 가늠해 총 8가지 체질로 구분하며, 이 체질이 식성과 체온, 체형, 성격에까지 영향을 미친다고 한다.

병원에서 진맥을 짚고 여러 번의 상담을 받은 결과, 나는 토양 체질로 나왔다. '위와 췌장이 뜨겁지만 신장은 차가운 것이 특징으로, 왕성한 소화력을 지녔으나 위염이나 역류성 식도염의 위험이 있다', '열이 위로 올라가 자칫 피부가 예민해지고 붉어진다', '성격이 조급하다' 등의 이야기를 들었다. 내게 해로운 음식은 닭고기, 현미, 미역, 파, 고추, 오렌지, 인삼이었다. 좋은 음식은 보리, 쌀, 밀가루, 참외, 수박, 대부분의 어류였다.

진단을 받았으니 실행에 옮겨 볼 차례. 2021년 첫 내 몸 실험기의 기간은 65일로 잡았다. 그리고 처방받은 체질에 맞춰 식단을 고민했다. 단백질 함량이 높고 가장 구하기 쉬운 닭 가슴살이 나와는 맞지 않다고 하니 대체재를 찾아야 했다. 소고기나 돼지고기 등 육류는 지방이 적은 부위를 선택하고 흰살

생선, 달걀을 장바구니에 넣었다. '다이어트용 밥은 현미'라는 말이 익숙하건만 현미는 나와 안 맞는다니 이것도 변화가 필요했다. 탄수화물 공급원은 귀리, 찰보리, 고구마, 단호박으로 변경했다. 그나마 채소는 고추과 외에는 다 잘 맞는다고 해서 다행이었다.

세 번째 내 몸 실험기에 도전하며 미션을 하나 더 만들었다. 다이어트를 방해하는 가장 큰 요인은 배고픔, 허기인데 이를 어떻게 채울 수 있을지 고민하다 내가 내린 결론은 채소였다. 체질 처방에서 채소는 잘 맞는다고 하기도 했고, 포만감을 주며 칼로리는 낮은 식품으로 채소만 한 게 없으니까. 채소를 활

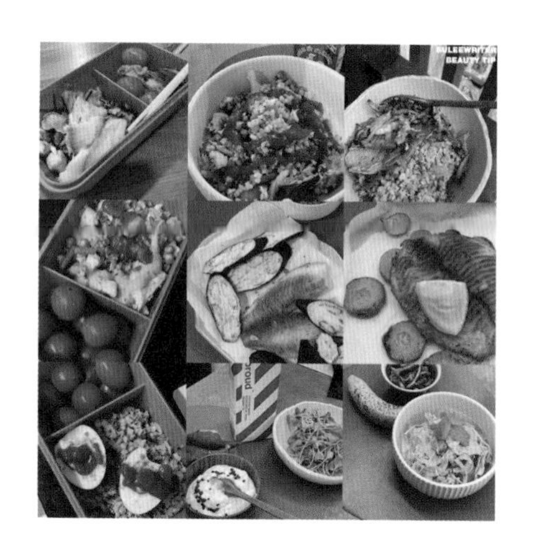

용한 레시피를 다양하게 찾아 보았고, 지난번에 도전한 지중해식 식단에서 힌트를 얻어 토마토를 듬뿍 넣은 야채수프를 한 솥 끓여 보았다. 사나흘은 거뜬히 먹을 양을 만들어 두었다가 끼니때마다 작은 냄비에 덜어 끓이면서 단백질을 100g씩 추가했다. 육류나 생선 등 단백질 식품을 다르게 선택하면 매번 다른 맛을 즐길 수 있다. 이 수프의 장점은 식이섬유를 편히, 풍부하게 섭취할 수 있다는 것. 다이어트 과정에서 흔히 변비를 호소하는데, 나는 이 실험 기간에 쾌변을 했다.

가장 중요한 건 긍정적인 마음

"8체질이 완벽한 생활 방식의 가이드라인이 맞나요?"

한의학에 종사하는 어떤 분에게 8체질에 대해 물은 적이 있다. 그분은 웃으며 곧장 책꽂이에서 8체질에 관련한 두꺼운 책을 꺼내더니 전체 페이지의 40% 분량을 손에 쥐어 보여줬다.

"8체질 책에서 상당 부분이죠. 이만큼의 내용이 모두 마음가짐에 대한 겁니다. 건강하고 긍정적인 마음이 주(主)라는 거죠."

체질 의학을 연구한 사람조차 어떤 체질을 찾든 올바른 마음가짐이 가장 중요하다고 한다. 체질에 따라 식습관도 바꾼 나로서는 순간 황당했지만 이내 맞는 말이라며 수긍할 수밖에 없었다.

8체질에 맞춰 식습관을 바꾼 이번 실험을 통해 얻은 바를 한 단어로 요약한다면 '적당히'랄까? 어떤 음식이 좋다고 하면 그것만 많이 찾아 먹고, 어떤 음식이 나쁘다 하면 안 먹어야 한다는 강박에 시달리는 이들이 있다. 체질 식단을 꾸리며 나도 이런 생각에서 완전히 자유로울 수는 없었는데, 그런 부담을 느끼는 게 과연 내게 이로웠을까? 나는 실험을 마무리하며 식단 조절에 대한 조언을 들은 것에 만족하기로 했다. 극단적으로 체질에 매달려 식단을 구성하면 되레 마음의 짐이고 스트레스로 다가올 수 있으니까.

8체질 내 몸 실험기에서 큰 수확은 없었지만 변화는 분명 있었다. 닭고기가 잘 안 맞는다고 나오지 않았더라면 여전히 단백질은 닭 가슴살 위주로만 섭취했을 것이다. 체질 진단과 실험 덕분에 늘 먹던 것에서 벗어나 다양한 식재료를 경험하며 영양 불균형에서 벗어날 수 있었다. 채소를 편하고 다양하게 섭취하는 방법을 찾은 것도 또 다른 수확이다.

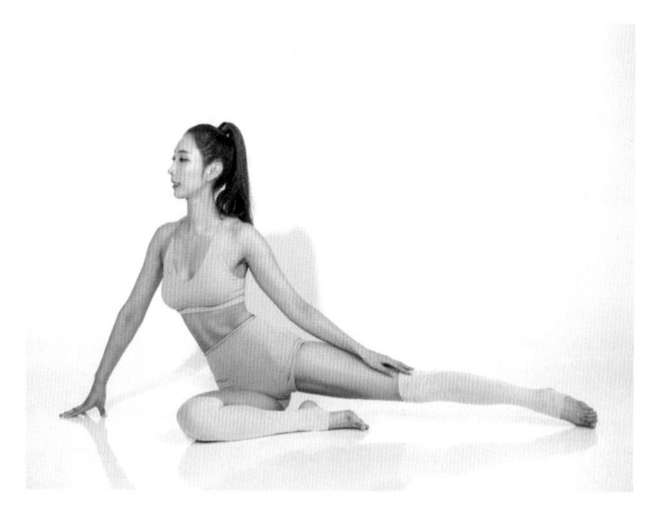

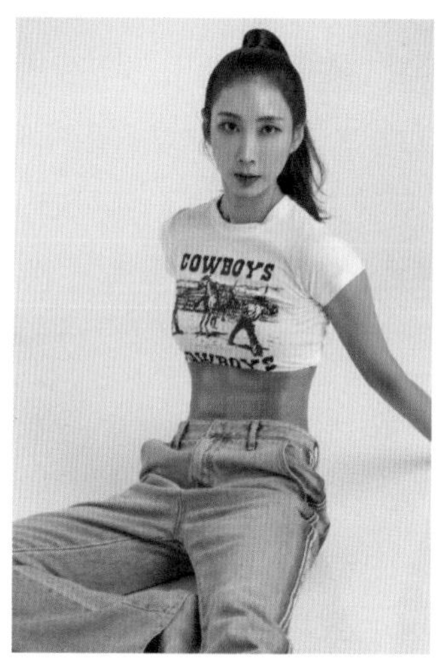
COWBOY'S

돼지갈빗집 딸내미, 고기를 끊다

#대체육 #완두콩음료 #2022내몸실험기

고기를 끊을 수 없는 사람들을 위해 식물성 대체육이 등장했다. 정말 순수 육류가 제공하는 단백질을 대체육만으로 충당할 수 있을지, 영양 성분은 증명되는 것인지 미래 먹거리에 대한 호기심이 커졌다. 또 맛은 어떨까? 직접 먹어 봐야 했다.

고기를 끊어 보겠노라 결심한 이유

따뜻한 온돌방에 엎드린 일곱 살 여자아이. 두 손에는 당시 핫 아이템이던 '지구색 색연필'을 가득 쥐고 있지만, 아이 앞에 놓인 스케치북은 새하얗기만 하다. 아이의 시선은 스케치북이 아니라 자욱한 연기 너머에 있는 엄마, 아빠에게 쏠린다. 카운

터에 서 있는 엄마의 바쁜 손, 숯불을 나르는 아빠의 발을 쫓으며 그들이 한가해지기만을 기다린다. 내 어린 시절의 흔한 모습이다.

부모님은 파주에서 이름만 대면 누구나 아는 돼지갈빗집을 운영했다. 새벽 4시부터 밤 11시까지 가게 불이 꺼지는 날이 없었다. 가게 안 쪽방에서 혼자 놀던 나는 부모님이 숨 돌릴 틈만 기다렸다가 가슴에 파고드는 순간이 제일 좋았다. 그 품에서는 숯불 향이 났다. 지금도 숯불고깃집 근처를 지나면 그 시절이 스쳐 지나간다.

돼지갈빗집 딸이었으니 얼마나 고기를 많이 먹었을까? 독자 여러분이 상상하는 것 이상으로 많이 먹었다고 자부할 수 있다. 부모님이 성장기 어린이에게 으레 권하는 우유, 멸치는 입에 대는 날이 거의 없고 오직 육류를 즐겼다. 부모님보다 키가 큰 편인데 아무래도 육식이 한몫하지 않았을까 싶다. 채소는 고기쌈을 싸 먹을 때 외에는 찾지 않았건만, 지금 내 식탁에는 채소 비율이 높아진 게 새삼 신기하다.

앞서 첫 번째 내 몸 실험기를 하면서 두부 등 식물성 단백질만 섭취한 탓에 기력이 떨어지고 정신력도 흔들렸다고 고백한 바 있다. 역시나 내게는 고기가 꼭 필요하다는 걸 확인하면서

햄 등의 가공육만 안 먹으면 되지 싶었다. 육식에 대한 다큐멘터리 영화 〈몸을 죽이는 자본의 밥상〉(2017)을 보기 전까지만 해도 말이다.

내 몸 실험기를 거치며 직접 경험한 신체의 변화를 통해 먹거리의 중요성을 새삼 깨닫고, 가공식품과 거리를 두면서 자연스럽게 환경에 대한 관심이 커졌다. 좋은 환경에서 잘 키워 잘 거둔 식재료를 먹고 싶었으니까. 그런 의미에서 다큐멘터리를 통해 마주한 축산업의 현실은 어두웠다. 동물의 분뇨로 인한 대기오염, 축산 폐수가 지하수로 유입되면서 생기는 수질오염, 사료 작물 재배를 위한 산림 벌채 등 환경에 미치는 악영향이 광범위했다. 생명의 존엄성으로 인해 육식을 반대하는 사람도 있지만 환경오염 문제로 반대하는 입장도 굉장히 두터워졌다.

기후변화와 동물 생명 존중을 둘러싼 다양한 의견 속에서 우리는 끊임없이 미래 먹거리를 개발하고 있다. 그중 화제의 대안으로 떠오른 것이 바로 '대체육'이다. 대체육은 말 그대로 육류를 대체하는 식품을 일컫는다. 식물성 콩, 해조류, 곤충 등 다양한 단백질원을 이용해 대체육을 만들어 내고 있다. 또 동물의 줄기세포를 채취하고 배양해 고기로 키워 내는 배양육도 개발되어 대체육 시장의 성장세가 가파르다.

한편 우리는 뉴스에서 돼지열병, 조류독감 등 가축 전염병 소식을 종종 접한다. 전염병이 발견되면 해당 농장은 물론 인근 농장을 모두 소독하고 예방 차원에서 가축을 집단 폐사시킨다. 우리나라뿐 아니라 동아시아 모두의 문제로 한 해에 5,500만 톤의 돼지고기를 소비하는 중국은 2019년 아프리카돼지열병(ASF)을 호되게 앓으며 육류 시장에 큰 타격을 받았고, 돼지고기 가격이 30~50% 급증했다. 가축 전염병이 돌면 육류 식품값이 금값이 된다. 전문가들은 전체 소비량의 10%만이라도 대체육으로 대신할 수 있다면, 이러한 충격에 대비할 수 있다고 말한다.

주변 사람들과 대체육에 대해 이야기하다 보면 그 장점을 인정하면서도 맛과 식감에 대한 부정적 인식이 굉장히 강했다. 충분히 이해한다. 나 또한 내 몸 실험기를 하며 대체육을 골고루 접해 보기 전까지는 그랬으니까.

그렇다고 맛도 영양도 손해 볼 수는 없다

네 번째 내 몸 실험기의 주제는 닭 가슴살, 소고기 등의 육류를 끊고 대체육으로 살아보기! 실험 기간은 약 12주로 잡았다.

다른 실험 때도 그랬지만, 이번에는 특히 더 고민이 컸다. '아는 맛이 무섭다'는데 고깃집 딸내미이자 육류 러버로서 다년간 다져온 입맛을 대체육이 충족시킬 수 있을까? 육류 대신 주식으로 삼을 만큼 영양 성분이 잘 갖춰져 있을까?

고민을 해결하고자 다양한 대체육 제품을 찾고 영양 성분표를 꼼꼼히 따졌다. 즐겨 먹던 닭 가슴살 제품보다 영양 성분이 더 좋은 것도 있었다. 다른 해의 내 몸 실험기에서 일반 육류 단백질을 한 끼에 약 100g 섭취했다면 대체육은 150g 정도를 먹었다. 주로 먹은 대체육 제품은 제육볶음 맛이 나는 콩고기로, 150g의 총량에 탄수화물 17g 5%, 당류 3g 3%, 지방 1.4g 3%, 트랜스지방 & 콜레스테롤 0%, 단백질 12g 22%가 함유돼 있었다.

해당 제품이 맛은 그럭저럭 괜찮았지만 자주 먹다 보니 물리기도 하고, 소스에 절인 게 마음에 걸려 대체육을 이용한 다양한 레시피에 도전해 보았다. 대체육 패티로 햄버그스테이크를 굽거나, 양념된 제품은 콜리플라워를 넣어 볶음밥을 만들었다. 콩고기 솥밥도 꽤 맛이 좋은 메뉴였다. 함께 먹어 본 가족들도 '이 정도면 매일 먹을 수 있겠다'는 반응이었다. 내친김에 어류 배양육도 도전했는데 시중의 일반 어묵과 맛이 다를 바가 없었다.

맛은 잡았고, 이젠 영양을 점검해 볼 차례. 단백질 공급이 잘될지 염려했는데, 수치로 보니 만족스러운 결과가 나왔다. 타고나길 근육이 잘 생기지 않고 뼈가 얇은 편이라 남보다 두세 배는 더 열심히 공을 들여야 하는 몸이다. 그런데 대체육 식단을 실천하면서도 근육 손실은 전혀 없었고 느리지만 차츰차츰 근육량을 키울 수 있었다. 실험 기간에 근육량이 늘면 늘었지 한 번도 줄지 않았다.

대체육에 대한 만족도를 점검한 다음 우유를 대체할 음료도 찾아보았다. 우유는 완전식품이라 불리며 고소한 맛에 칼슘 등의 영양소가 많다고 알려져 있지만, 한국인 10명 중 8명은 우유를 잘 소화하지 못하는 유당불내증을 앓고 있다. 유당불내증이 있는 사람이 우유를 계속 먹으면 소화불량, 가스로 인한 복부 팽창을 겪거나 소장에 구멍까지 생길 수 있다고 한다.

나는 대체품으로 식물성 음료를 연구했다. 귀리, 아몬드, 콩 등 다양한 식물성 음료가 있는데 이 중 즐겨 마신 건 완두콩 음료였다. 다른 곡물에 비해 알레르기 유발이 적다는 점이 마음에 들었다. 일반 우유의 칼로리가 100ml당 122kcal 정도라면 완두콩 음료는 34kcal로 저열량이다. 카페라테가 생각날

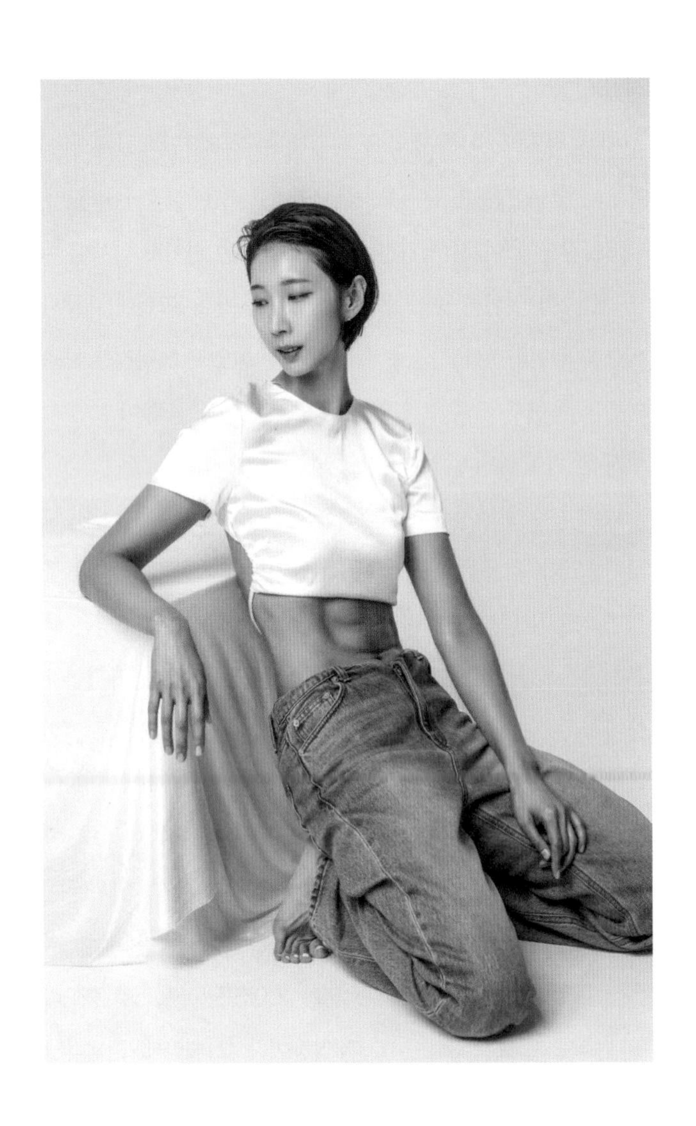

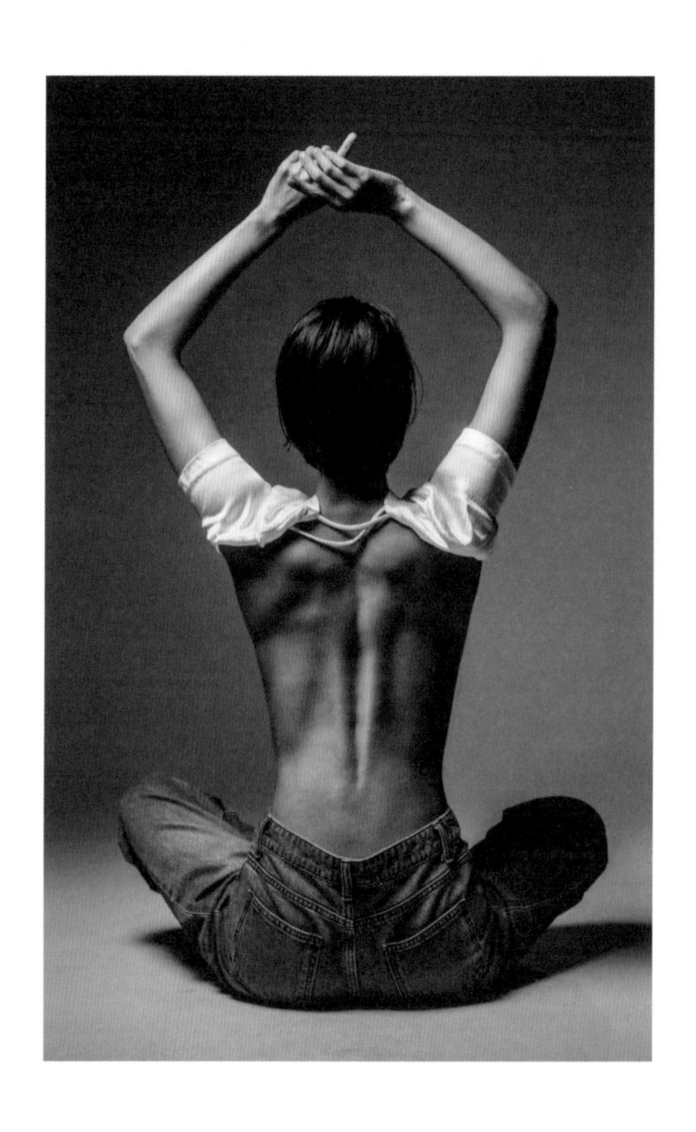

때마다 우유 대신 완두콩 음료를 넣어봤는데 맛도 담백했다.

12주간 대체육 실험을 하며 가장 크게 변화한 부분은 피부였다. 이전에는 호르몬 때문에 턱 밑에 뾰루지가 자주 생겼는데 울긋불긋한 것이 늘 눈에 거슬렸다. 그런데 대체육 실험을 하는 동안 이 울긋불긋한 색이 옅어졌다. 개인차가 있겠지만 다시 한번 먹거리의 중요성을 체감할 수 있었던 변화였다.

다수의 피부 전문가들이 피부 컨디션을 위해 밀가루 또는 육류 디톡스를 권한다. 원래 채식 위주의 식단을 즐겨 먹던 사람이라면 모를까, 나처럼 고기를 좋아하는 사람이 갑자기 고기를 끊으면 금단증상에 시달린다. 마치 감옥에 갇혀 '콩밥 먹는' 느낌이 들지도 모른다.

디톡스는 하고 싶지만 고기는 끊을 수 없다면, 2주에서 한 달가량 식품 과학이 만든 가짜에 빠져 보길 권한다. 요즘은 대체육을 찾기도 쉽다. 유명 식료품 플랫폼이나 흔한 프랜차이즈 햄버거 매장에서도 대체육을 발견할 수 있다. 맛도 영양도 양보할 일 없으니 손해 볼 것 없는 도전 아닌가? 선택만 잠시 바꿔도 피부가 윤광으로 보답할 것이다.

나의 콜라겐 극복기

#콜라겐젤리 #2023내몸실험기

매년 내 몸 실험기를 지켜보는 지인들은 '나이를 생각해라', '살이 처진다, 꺼진다' 등 걱정이 많았다. 하지만 이 실험 기간 동안은 낯빛과 피부 컨디션이 좋다고 느낀 날이 더 많았던 나는 이를 확실하게 증명하고 싶었다.

피부 속 콜라겐을 사수하라

방송작가로 일하며 만난 여러 연예인에게 '몸 관리' 루틴을 물으면 크게 두 부류로 나뉜다. 평소에 꾸준히 운동과 식단 조절로 관리하는 부류. 그리고 소위 '입금 전과 후가 다른 부류'. 다시 말해 필요할 때 집중적으로 관리하는 유형이다.

워낙 먹는 것을 좋아하는 나는 후자에 속한다. 운동은 꾸준히 하지만 평소 식단은 느슨하게 관리하고, 이벤트가 있을 때 집중 관리에 들어가는 편이다. 그렇게 집중해 몸을 만들 때면 주변에서 항상 듣는 말이 있다.

"나도 체중 조절해야 하는데 못 하겠어. 얼굴 살이 빠지고 더 늙어 보일까 봐."

"너도 매년 그렇게 하다간 얼굴 폭삭 늙는다."

주로 피부 탄력에 대한 고민이다. 이런 고민을 할 만도 한 게, 한 예능 프로그램에서 두 달 만에 몸무게를 반으로 줄인 어떤 개그맨은 다이어트 성공으로 화제가 된 게 아니라 '피골이 상접했다'거나 '나이 들어 보인다'는 평가를 들었다.

탄력 있는 몸을 만들고 싶다는 바람은 건강뿐 아니라 보이는 아름다움에도 이유가 있다. 누구도 피부 탄력이 떨어져 제 나이보다 들어 보이는 결과를 원하지는 않는다. 체중을 내가 원하는 부위에서만 뺄 수도 없고, 체중 관리를 하되 얼굴 탄력을 지킬 수 있는 방법은 없을까?

'탄력' 하면 연관 검색어처럼 떠오르는 단어가 '콜라겐(collagen)'이다. 콜라겐은 피부 진피층의 70%를 차지하는 단백질로 수분과 결합하는 힘이 강한 성질이 있다. 의학계의 여러 피부 전문가들이 30대 이후 피부조직이 느슨해지고 콜라겐이 줄어드는 '피부 탄력성 저하'가 일어난다고 말한다. 결국 탄력을 지키는 것은 몸의 수분과 콜라겐을 사수하는 것이다.

콜라겐과 친해지기

2023년의 내 몸 실험기는 '콜라겐과 함께하는 다이어트'였다. 4월 17일부터 6월 21일까지로 실험 기간을 정하고, 실험 전과 후의 변화를 확실히 구분하고자 실험 시작 전 마크뷰(Mark-Vu)라는 피부 진단기를 활용한 검사를 받았다. 얼굴의 T존, U존, 피부 타입을 살피고 피부 나이를 측정한 결과, 실험 전 피부 나이는 33세이고 수분도가 굉장히 낮았다.

이번 실험에서는 세 가지 루틴을 반드시 지켰다. 첫 번째는 꾸준한 콜라겐 섭취, 두 번째는 자외선 차단, 세 번째는 적정량의 수분 섭취다.

첫 번째, 콜라겐 섭취와 관련해 이실직고하자면 실험 전에도 종종 콜라겐을 구입했지만 꾸준히 먹지는 못했다. 피시 콜라겐 특유의 비릿한 냄새에 거부감이 들었고, 한편 '이게 정말 효과가 있을까?'라는 의문이 생겼기 때문이다. 의심과 의문이 들 때는 자료를 찾아봐야 한다. 미국 국립 의학 도서관

(United States National Library of Medicine, NLM)에 등록된 연구 논문[1]에 따르면 콜라겐을 섭취한 실험군의 피부 주름 생성 속도가 늦춰졌다고 한다. 또한 몇 해 전부터 지인들이 챙겨 먹는 건강기능식품에 콜라겐이 빠지지 않았는데, 피부 탄력에 대한 니즈는 세계적인 통계로도 증명된다. 2024년 5월 한국과학기술정보연구원이 발표한 'ASTI 마켓 인사이트' 자료에 따르면 국내 콜라겐 시장은 2016년 222억 원 규모에서 2022년까지 연평균 31.3%로 급성장해 2022년에는 1,137억 원까지 증가했다. 세계 콜라겐 시장 규모는 2021년 기준 약 45억 달러로 2030년까지 연평균 5.3%의 성장률을 보이면서 71.8억 달러까지 성장할 것으로 전망된다고 한다.

통계가 있긴 하지만 그 효과에 대한 의문은 실험 결과로 다시 확인하기로 하고, 남은 관건은 비릿한 냄새를 잡는 것이다. 콜라겐 시장이 성장하며, 비린 맛으로 콜라겐을 기억할 때보다 다양한 공급원과 제형의 콜라겐 제품들이 출시됐다. 나는 이 가운데 히비스커스에서 추출한 식물성 콜라겐을 젤리 형태로 가공한 A 제품을 눈여겨보았다. 물 없이 언제든 편하게 섭취하고, 간식처럼 씹는 맛을 즐길 수 있다는 게 장점. 영양 성분표를 비교해 봤더니 A 제품의 콜라겐 함량은 3,270mg으로 다른 식물성 콜라겐 제품보다 높았다.

콜라겐 함량 못지않게 중요한 성분이 콜라겐 흡수를 도울 비타민이다. 비타민 C는 피부 진피층에서 결합조직을 이루는 세포인 섬유아세포에서 지질 과산화를 유도해 콜라겐의 생성을 2~3배 증가시킨다. A 제품은 비타민 C에 비타민 B_1과 B_2도 고루 배합돼 있었다.(여기서 잠깐, A 제품이 어떤 건지 궁금해하지 않기를 바란다. 내가 공유하고 싶은 건 브랜드가 아니라, '영양 성분표를 꼼꼼하게 들여다보고 비교하는 습관'이다.)

이렇게 욕심껏 까다롭게 고른 콜라겐 제품은 냉장고에 보관했다. 젤리형 제품이라 시원하게 보관하면 쫄깃한 식감을 더욱 잘 살릴 수 있었다. 여유가 있거나 색다르게 먹고 싶을 때는 과일을 곁들였다. 즐겨 먹은 건 용과인데 항산화 물질을 다량 함유하고 열량이 45kcal(100g 기준)로 낮다. 무엇보다 풍부한 식이섬유가 소화와 변비에 좋다고 알려져 있어 식사량을 줄이는 다이어트 기간 배변 활동에도 도움을 준다. 효자 식품인 용과를 한 입 크기로 썰고 콜라겐 젤리도 작게 잘라 토핑처럼 올렸다. 젤리에 첨가된 과일 향과 용과가 잘 어울렸다. 점심과 저녁 사이 출출할 때 간식으로도 제격이다. 여담으로, 족발이나 닭발을 먹으며 농담 반 진담 반으로 '콜라겐을 먹는 것'이라고도 하지만, 사실 지방 섭취만 늘릴 뿐 콜라겐 증가에는 크게 도움이 되지 않는다.

채우는 것 못지않게 지키는 게 중요하다

실험의 두 번째 원칙은 자외선 차단. 자외선은 피부의 콜라겐과 엘라스틴(elastin) 섬유를 파괴하고 피부 노화를 가속화한다. 피부 트러블의 주요 원인으로 꼽히는 만큼 자외선을 철저히 차단하려고 노력했다. 자외선차단제를 2~3시간에 한 번씩 실내, 실외 활동과 상관없이 발랐고 톡톡 두드려서 제대로 흡수시켰다.

마지막 세 번째 원칙은 미네랄 함량이 높은 물을 마시는 것. 영양학자 킴벌리 스나이더(Kimberly Snyder)는 장기 기능과 호르몬 균형에 이르기까지, 수분 공급이 건강의 관건이라고 말했다. 시중의 미네랄워터는 칼슘, 칼륨, 규소가 풍부한데 이 때문에 물맛이 느끼하다는 사람도 있다. 그래도 미네랄은 몸속에서 스스로 만들어 내지 못하기 때문에 웬만하면 생수를 구매할 때 미네랄 함량이 높은지 체크해 보라고 권하고 싶다. 차가운 온도의 물은 체내에서 흡수하는 시간이 오래 걸린다.

그래서 나는 미지근한 물을 하루 최대 2L 이상 마셨다.

'세 가지 원칙'이라고 하니 뭔가 거창해 보이지만 바르고, 먹고 마시는 일과에 조금 더 신경을 쓴 것뿐이다. 바르는 과정 중 자외선차단제를 빠뜨리지 않고, 물을 마실 때 미네랄 함량이 높은 생수를 선택하고, 설탕이 가득한 일반 젤리보다 콜라겐 젤리를 간식처럼 먹었다.

그렇게 두 달간의 실험을 마친 후, 실험 전에 받은 마크뷰 피부 진단기 검사를 다시 받았다. 얼굴 피부의 수분량이 증가했고 두 달 사이에 피부 나이가 한 살 줄었다. 거울 앞에 섰을 때, 세안하며 두 손 가득 얼굴을 담았을 때 체감하는 탄력감도 달랐다. 피부 속 광이라고 하는 피부 톤도 밝아진 느낌이었다. 본격적인 실험 기간은 끝났지만, 어렵지 않은 도전은 생활 속 루틴이 되어 지금도 이어지고 있다. 오늘 오후에도 나는 콜라겐 간식을 꺼내 먹을 예정이다.

○
이 글은 개인적인 경험을 바탕으로 작성한 건강 정보로서 질병 치료 관련 정보가 아닙니다.

1) Collagen Supplements for Aging and Wrinkles: A Paradigm Shift in the Fields of Dermatology and Cosmetics__Hend Al-Atif

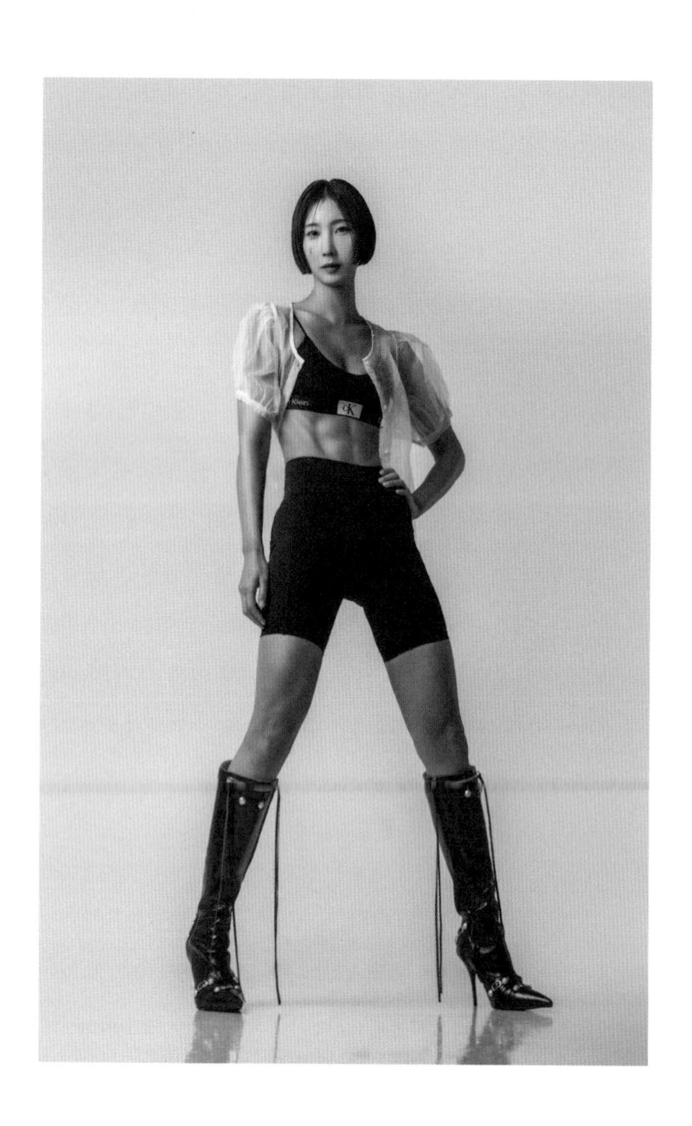
cK

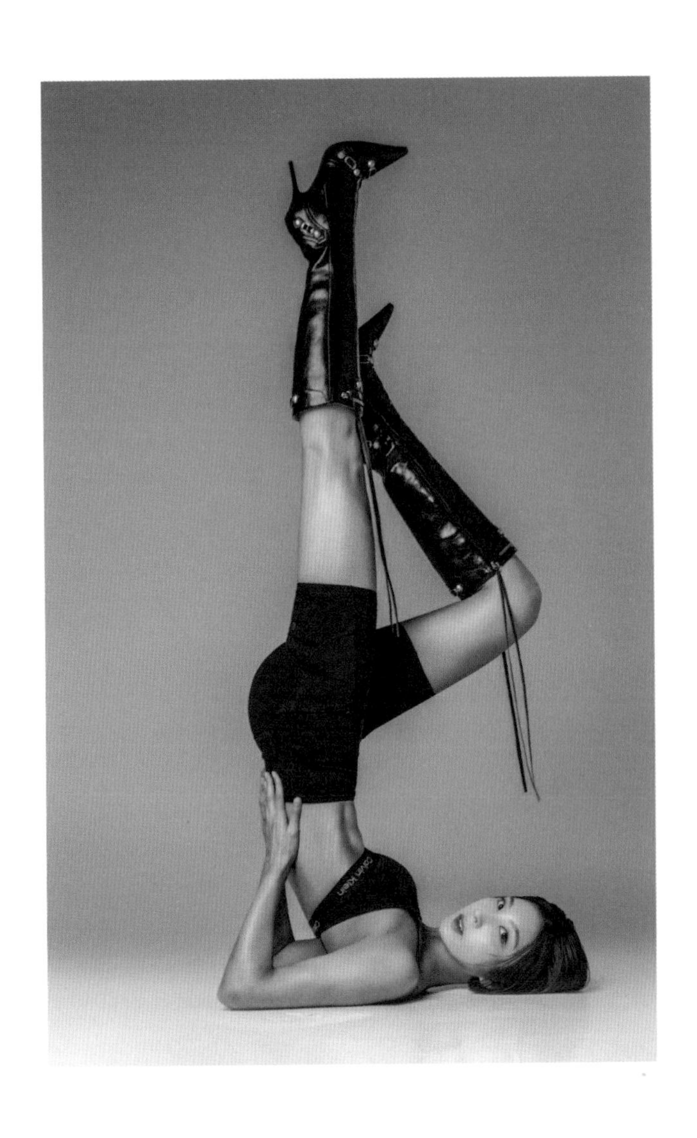

미리 두드리는 마음으로, 혈당 집중 관리

#인슐린저항성 #혈당스파이크
#2024내몸실험기

30~40대에 급속도로 늘어나고 있다는 조기 노화, 이게 웬 말인가? 점점 할 게 넘쳐나는 이 세상에서 결국 또 노화가 발목을 잡는다. 전문가들은 조기 노화의 주요 요인으로 인슐린 저항성을 꼽는다. 비슷한 맥락으로 '혈당 스파이크'에 대한 우려도 커졌다.

나이 탓이 아니라 혹시, 혈당 탓?

쉽게 피곤하고 쉽게 허기진다. 눕는다고 잠이 오진 않고 만성 피로가 일상에 달라붙었다. 배불리 먹어도 돌아서면 금방 배가 고프다. 쉬이 지치는 바닥난 체력이 급속 노화의 증거일까 덜컥 겁이 난다. 30대에 들어서며 종종 느낀 내 몸 상태에 '아, 나의 노화는 이제 속도를 높이는 과정에 들어섰나 보다' 했다.

건강관리에 열심인 나라도, 나이 앞에서는 어쩔 수 없나 싶었다. 그런데 함께 일하는 20대 초반 막내 작가들의 이야기를 들어보니 나와 상태가 별반 다르지 않았다. 육성으로 뱉으면 꼰대 소리를 들을까 싶어 속으로만 속삭였다.

'그 나이 때는 돌도 씹어 먹고, 일하느라 밤을 꼬박 새워도 놀 체력은 따로 있었는데…'

그렇게 지나온 과거를 더듬거리며 나이 탓을 하다가 '인슐린 저항성'이라는 개념을 접했다.

우리 몸의 세포는 포도당이 에너지원이다. 혈액을 타고 포도당이 몸 구석구석으로 전해지는데, 이 혈액 속의 포도당을 '혈당'이라 부른다. 그리고 혈당이 세포에 흡수되도록 돕는 호르몬이 인슐린(insulin)이다. 당뇨에 대해 설명하는 어떤 건강 정보 프로그램을 보니, 패널로 나온 의사가 인슐린을 '세포의 문을 여는 열쇠'에 비유했다. 이런 비유를 확장해 인슐린 저항성을 설명하자면, 열쇠 구멍이 빡빡하거나 문이 무거워 좁게 열린 상황에 빗댈 수 있겠다. 인슐린에 대한 몸의 반응이 둔해져서 같은 양의 인슐린으로도 다른 사람들보다 효과가 떨어지는 상황을 두고 '인슐린 저항성이 커졌다'라고 한다.

인슐린 저항성의 원인은 복합적인데 일반적으로 복부 비만, 운동 부족, 열량 과잉 섭취 등이 주요 원인이라고 추정된다.

이 대목에서 눈길을 끄는 부분은 '열량 과잉 섭취'다. 열량 과잉과 혈당이라는 키워드를 나란히 놓았을 때 양심이 콕콕 찔리는 건 회의실에서 선후배, 동료들과 배달시켜 먹은 떡볶이들 때문. 떡은 탄수화물의 결정체고, 자극적인 소스에는 엄청난 당이 들어 있다. 곁들인 튀김은 지방 천국이다. 이렇게 순식간에 많은 당과 탄수화물이 들어가면 우리 몸은 혈당을 정상으로 유지하기 위해 더 많은 인슐린을 분비한다. 인슐린을 과잉 분비하게 만드는 상황이 반복되면, 인슐린에 대한 신체 반응이 점점 무뎌지고 췌장이 제 역할을 다하지 못해 당뇨로 이어진다.

인슐린 저항성은 당뇨에 이르는 과정에 있는 셈인데, 그 강도가 커지면 에너지 부족으로 인한 증상이 나타난다. 허기지고 쉽게 피곤한 것도 이와 관련이 있다고.

앞서 서술한 대로 30대에 접어들며 느낀 무기력감, 피로, 군살, 수면 장애 등의 증상도 인슐린 저항성의 부작용이 아니었

● **혈당 확인 기준**

항목	정상 수치
공복혈당	70~99mg/dL
식후 2시간 혈당	90~139mg/dL
취침 전 혈당	120mg/dL
당화혈색소	5.7%미만

출처: 삼성서울병원 당뇨교육실

을까? 덜컥 겁이 난 내 눈에 소셜미디어에서 급속도로 증가하는 콘텐츠의 공통점이 보였다. 바로 '혈당 관리', '혈당 다이어트', '혈당 스파이크'였다. 서구화된 식습관, 배달 음식, 자극적인 가공식품을 너무 쉽게 섭취할 수 있으니 인슐린 저항성이 증가하는 게 당연해 보이기도 한다.

누군가는 내 이런 반응을 두고 괜히 스트레스받는 거 아니냐고 할 수 있지만, 나도 나름의 사정이 있다. 우리 부모님은 20년 가까이 고혈압 약을 복용 중이다. 가족력 때문에 나는 건강검진을 할 때마다 유전 질환을 조심하라는 말을 듣는다. 이런 상황에서 혈액마저 당으로 끈적해진다면 내가 열심히 키운 근육이 무슨 소용이랴. 희망적인 점은 혈당은 관리가 가능하다는 것이다. 유전 질환을 걱정만 하기보다 건강할 때 개선

할 점과 방법을 찾아보는 게 낫지 않을까? 그리하여 2024년 내 몸 실험기는 노후 대비 차원에서 '혈당 관리'로 정했다.

섭취 순서를 지켜서, 꼭꼭 씹어 먹기

관리의 가장 기본은 혈당 체크다. 다양한 혈당 측정 기계 중 가장 오차범위가 적다는 제품을 찾아서 구입했다. 손가락을 바늘로 찔러 피를 내는 게 처음에는 겁이 났는데 금세 적응했다. 아침에 일어나 공복 혈당을 재고, 식사 전후로 또 쟀다. 그렇게 4월 1일부터 6월 3일까지 하루에 수차례 피를 봤다.

최근 정보에 따르면 혈당 관리에 음식 섭취 순서가 중요하다고 한다. 포인트는 탄수화물과 당을 늦게 섭취하는 것. 일각에서는 탄수화물을 배제해야 한다는 말도 있지만 나는 탄수화물, 지방, 단백질을 고르게 섭취하되, 식이섬유→단백질→지방→탄수화물의 순서로 섭취했다.

칼로리가 높거나 조미료가 많은 외부 음식을 먹을 때면, 옥수수 전분을 건식 가수분해해 얻은 성분인 난소화성 말토덱스트린이 함유된 '비거너리의 다이어트 젤리'를 섭취했다. 2023년에 진행한 콜라겐 내 몸 실험기로 변화를 느낀 후, 자연스럽게 이 제품을 선택할 수 있었다. 여기에 함유된 난소화성 말토덱스트린은 장내 당 흡수를 늦춰 혈당을 조절하는 것으로 알려져 있다. 이 성분은 원활한 배변 활동도 돕는다. 대부분 다이어트 보조제는 맛을 내고자 설탕을 함유하는 경우도 있는데 이 제품에는 설탕이 들어 있지 않아 혈당 조절이 관건인 이번 실험에 잘 맞았다.

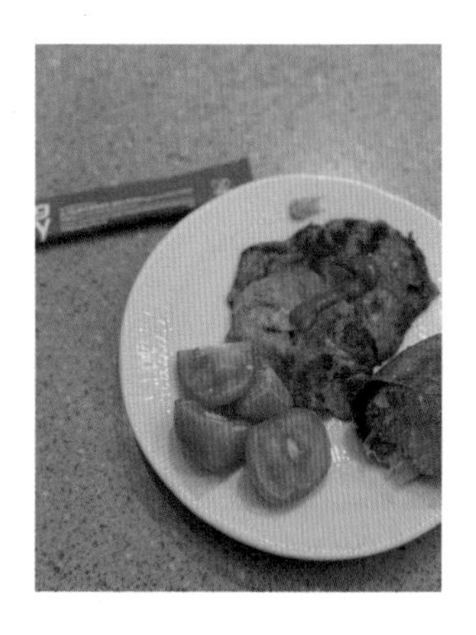

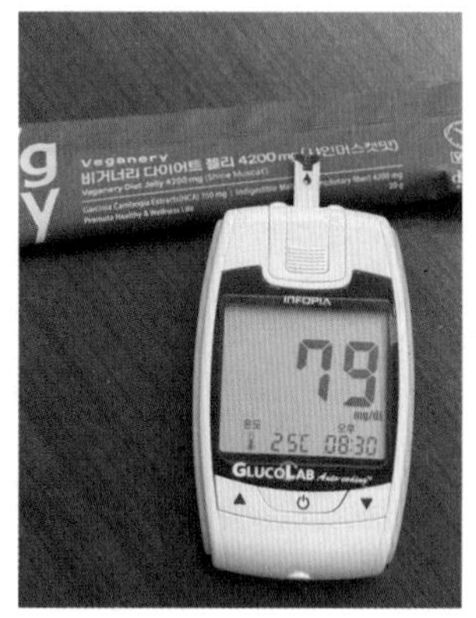

보조 제품을 선택할 때 추가로 살피는 부분은 카페인과 유전자 변형 원료가 들어가지 않아야 한다는 점이다. 또한 내 몸 실험기를 꾸준히 해오면서 중요하게 생각한 게 '씹는 즐거움'이다. 마시는 음료는 뇌가 '먹는다'고 인식하지 못해 금방 허기를 느낄 수 있기 때문에 건강기능식품을 고를 때도 씹어 먹는 제형으로 선택했다.

혈당을 관리한다고 하면 흔히 빵과 흰쌀밥, 술을 삼간다. 그런데 꼭 그래야만 할까? 호기심이 생겨 서브웨이 샌드위치도 먹어보고 어느 날은 와인도 마셨다. 혈당을 재보니 수치가 급격하게 올라가는 혈당 스파이크가 나타났지만, 30분에서 1시간 이내로 안정됐다. 이 실험을 하면서 내가 가장 중요하다고 느낀 점은 혈당 스파이크보다 혈당이 안정적으로 돌아왔는지, 이에 어느 정도 시간이 걸리는지를 파악하는 것이었다.

혈당을 관리하는 데 단백질이 중요하다는 점도 알 수 있었다. 단백질을 충분히 섭취하면 식후 혈당 수치가 그리 높지 않았다.

이번 실험의 목적은 당 조절이기 때문에 식사량을 크게 조절하지는 않았다. 제철 채소, 당이 적은 과일을 늘 가까이에 두었고 매끼 단백질 100g을 꼭 챙겨 먹었다. 간혹 자유식도 즐겼다. 그런데 지금까지의 실험 중 체중과 체지방의 변화가 가장 도드라졌다. 운동은 늘 하던 대로만 했는데, 근육이 24% 늘었고 체지방은 15% 줄었다.

초기 내 몸 실험기 때만 해도 건강기능식품을 멀리하며 운동량과 식단만 조절해 도전해야 한다고 생각했다. 이런 강박 아닌 강박에서 벗어나 부족한 건 채우고 넘치는 건 덜어낼 보조 식품을 활용하니, 두 달간의 실험 기간이 훨씬 순조로웠다. 타인에게도 자신을 위해 쓰는 60일 혹은 80일이 결코 어렵지 않을 거라고 말할 수 있게 됐다. 건강기능식품을 달고 살라는 이야기는 아니다. 내 몸이 어떤 불안정한 신호를 보내고 있다면 기간을 정해 도움을 받고 원래의 좋은 컨디션을 되찾아오는 데 그 에너지를 끌어다 쓰자는 말이다. 덕분에 나는 요즘 덜 피곤하고, 더 자고, 덜 먹어도 배부른 컨디션 속에서 잘 살아가고 있다.

나는 또 다음 생을 살아갈 예정이다

내 몸 실험기를 잘 끝낼 때마다 변화한 신체를 사진으로 기록했다. 점차 달라지는 몸 선, 근육의 크기는 만족스러웠다. 또 SNS에 올렸을 때 칭찬 릴레이를 이루는 댓글에 도파민이 터졌다.

그러다 문득, '이대로 괜찮아?'라는 의심이 들었다. 보이는 몸과 댓글에 신경을 과하게 쏟으면 몸 만드는 '관종'으로 남을

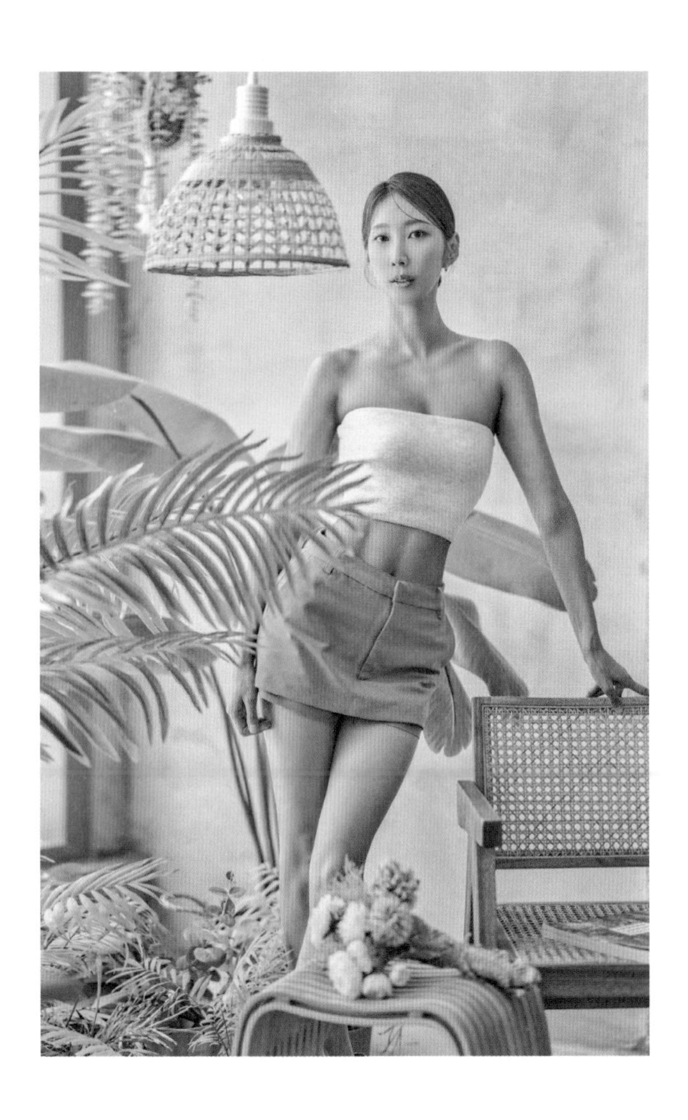

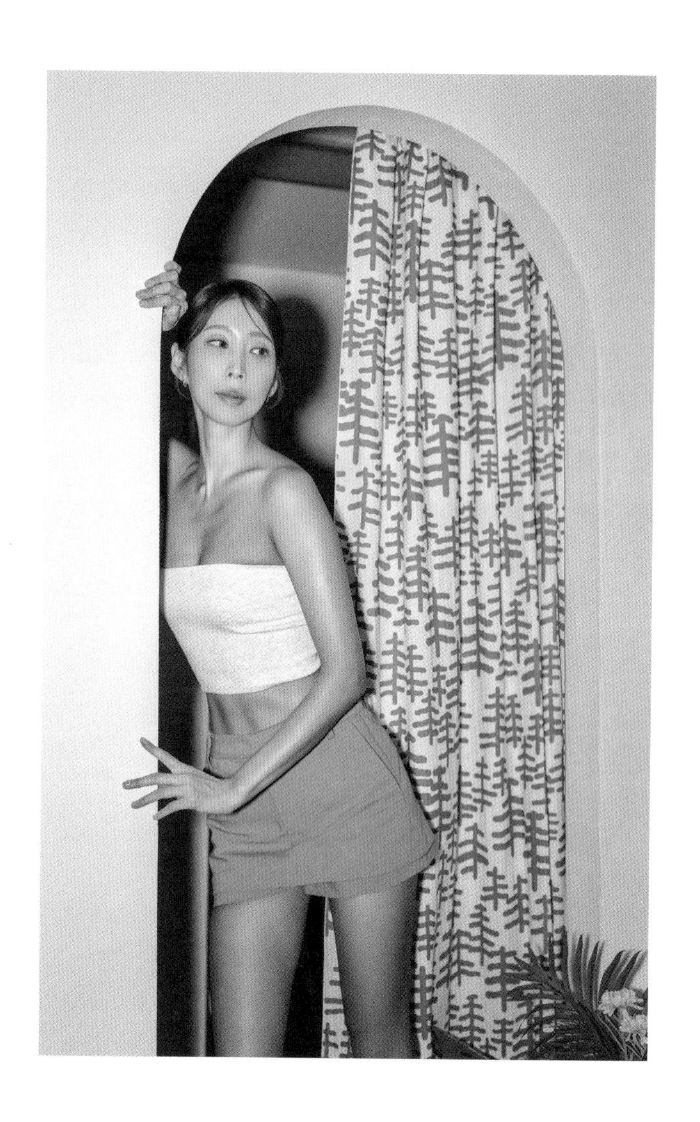

것 같았다. 고민 끝에 나는 장기기증센터에 신청서를 넣었다. 장기, 안구, 뇌까지 모든 선택 사항에 체크했다.

며칠 뒤 장기기증 등록증을 받고는 기분이 묘했다. 내 몸은 이제 나만의 것이 아니다. 누군가에게 전해져 또 다른 생을 살아야 할 의무가 생겼으니 정말 곱게 잘 쓰고 건강하게 만들어 전하고 싶다. 늘 곱씹는 노화에 대한 고민과 두려움은 이런 사명감에 기인한다. 먹는 것, 입는 것, 걸음걸이, 매일 눈으로 보는 콘텐츠, 대화의 주제 등 내 몸 곳곳에 영향을 미칠 것들을 세심하게 관리 중이다. 그래야 깨끗하게, 이왕이면 좀 더 젊은 몸으로, 나에게서 다른 이에게로 생을 이어갈 수 있을 테니까.

○
이 글은 개인적인 경험을 바탕으로 작성한 건강 정보로서 질병 치료 관련 정보가 아닙니다.

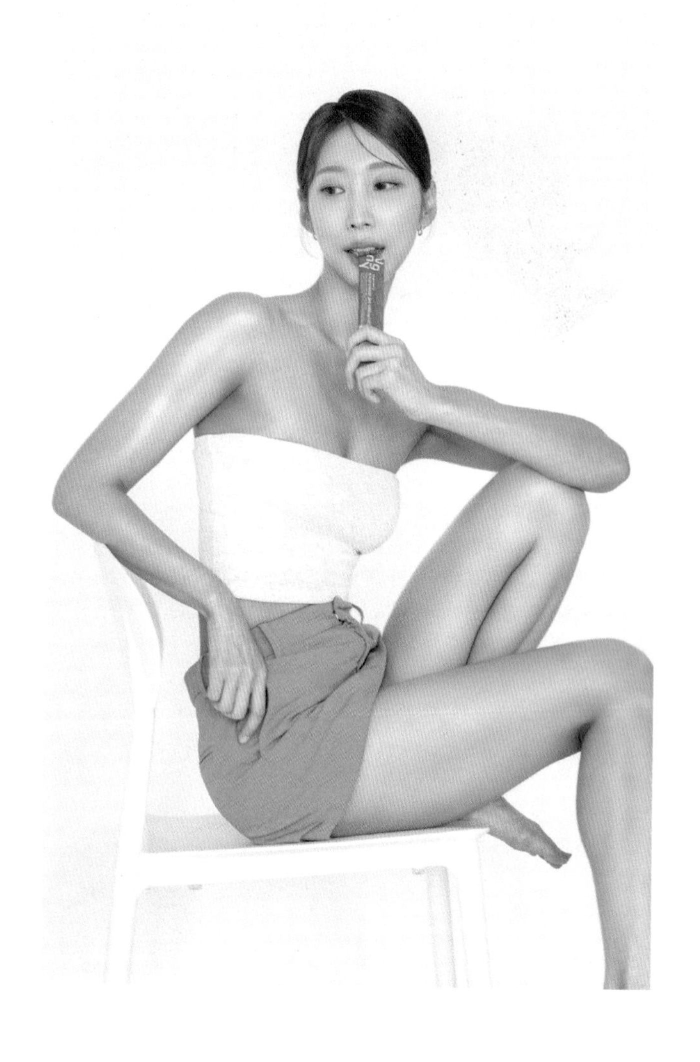

그린 라이트 디톡스: 그린 스무디

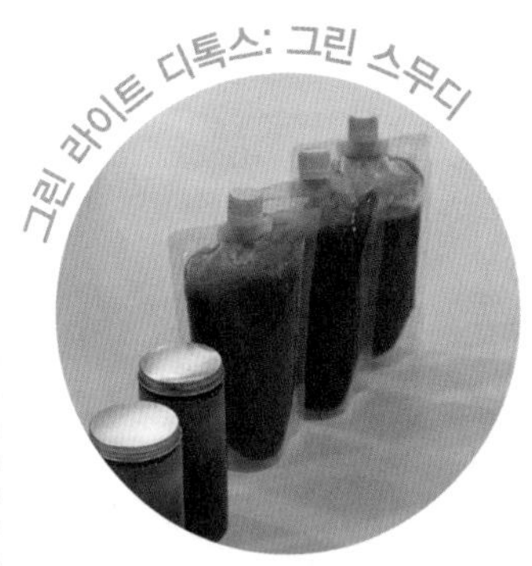

☑ 아침 먹는 습관을 갖고 싶다.
☑ 통풍이 있다.
☑ 변비가 있다.
☑ 얼굴이 부쩍 칙칙해졌다.
☑ 칼슘 섭취를 위해 우유를 마시고 싶지만 속이 더부룩해진다.

칼슘 우유 〈 케일
비타민 오렌지 〈 케일

손바닥만 한 케일부터 그 10배의 큰 잎을 가진 케일(즙용)까지, 케일의 모양은 홀쭉한 것도 있고 넓적한 것도 있다. 케일은 그 크기만큼 영양소도 엄청난데, 칼슘, 비타민, 미네랄, 엽산이 풍부해 위의 고민들을 해결해 주기에 적당하다. 케일과 궁합이 좋은 것을 함께 갈아 아침마다 마시면 환한 얼굴빛은 물론 점심까지 포만감을 누릴 수 있다. 하루 채소 섭취량을 채우기 어렵다면 이 한 잔으로도 충분히 가능하다.

레시피

재료
케일 2장, 코코넛 워터(기본 250ml), 냉동 파인애플 혹은 망고 1컵(종이컵 기준), 바나나 1개

방법
믹서에 다 넣고 갈면 끝
* 걸쭉하게 만들어 각종 토핑을 곁들여 먹고 싶다면 코코넛 워터의 비율을 낮춘다.

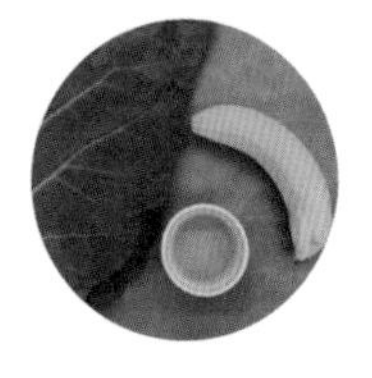

죄책감 없는 1분 전자레인지 간식

1년에 3개월 식단을 하며 사는데 그 끝에 속세의 맛을 느끼고 싶어 밀가루를 먹으면 바로 얼굴 위로 성난 트러블이 올라온다. 빵을 포기할 수 없는 것이 바로 빵순이의 숙명! 그렇다면 밀가루 없는 빵은 어떨까?

호기심에 만들어 본 이 1분 30초 레시피로 완성한 밀가루 없는 빵은 일주일에 3일은 꾸준히 먹고 있다. 정말 속세의 맛이다! 가장 핵심 성분은 땅콩버터다. 이름에 '버터'가 들어가지만, 크리미한 식감 때문에 붙은 이름으로, 대부분 실제 버터가 들어가지는 않는다. 100g당 약 145kcal인 고열량·고지방 식품이 맞지만, 장점을 잘 살려 활용한다면 내 몸에 더 이로운 게 많다. 땅콩버터는 지방조직을 활성화하는 데 도움을 줘, 적당량을 섭취하면 지방을 잘 연소하는 몸으로 변화를 가져다줄 수 있다. 적은 양을 먹어도 포만감을 느끼게 해 다음 식사량을 줄이고 혈관 건강에도 좋다고 알려져 있다.

레시피

재료

100% 순수 땅콩버터 2T, 달걀 1개, 소금 한 꼬집, 콩가루 2T(아몬드 가루, 곡물 맛 셰이크 파우더로 대체 가능)

방법

① 전자레인지 사용이 가능한 내열 용기를 준비한다.

② 준비한 재료를 모두 넣고 섞는다.

③ 전자레인지 1분 30초를 돌린 후 접시 위에 뒤집는다.

(땅콩의 기름 때문에 용기에 달라붙지 않고 그 틀 그대로 모양이 나온다.)

* 과일을 곁들여 먹거나 저칼로리 과일잼을 함께 먹는 것도 추천.

지중해식 식단 간편식, 레드 수프

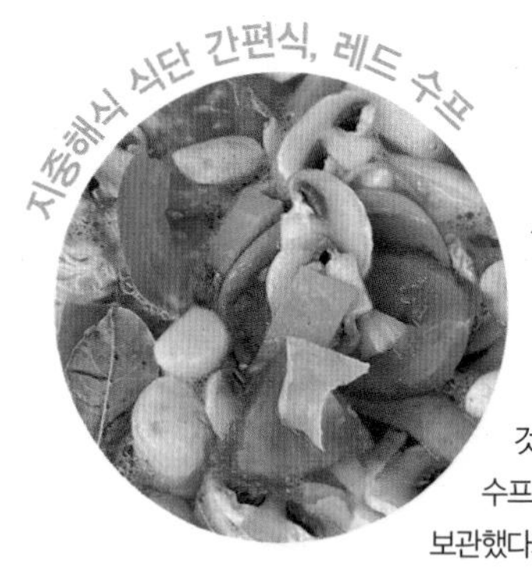

샐러드가 입에 맞지 않는 사람들이 있다. 맛없어서 피하거나 혹은 차가운 콜드 샐러드에 배앓이를 하기도 한다. 이런 고충과 귀차니즘도 해결 가능한 것이 바로 야채수프다.

수프를 한 솥 끓여 한끼 분량으로 소분해 보관했다가 단백질(100~150g)을 더해 팔팔 끓인다. 이보다 완벽한 식단은 없다. 그리고 덩달아 따라오는 포만감은 꽤 오래 유지된다. 좀 더 되직하게 끓여 샐러드 토핑으로 뿌려도 좋고, 구운 토르티야에 바르고 모차렐라 치즈를 두르면 깊은 맛의 건강한 피자를 즐길 수 있다.

주재료는 지중해식 식단의 핵심으로 꼽히는 토마토다. 붉은 토마토의 리코펜은 비타민 C와 E 같은 항산화 성분이 풍부해 체내 활성산소를 줄이고 세포를 더 젊고 건강하게 유지시켜 준다. 비만 여부와 상관없이 도시인들은 콜레스테롤 수치가 들쑥날쑥하다. 이때도 붉은 토마토는 약용 효과를 낸다. 나쁜 콜레스테롤이 혈관에 쌓이는 것을 막고 배출을 도와준다.

레시피

재료

당근 1개, 토마토 4개, 병아리콩 200g, 브로콜리 1개, 양파 1개, 양송이버섯 4개
통마늘과 통후추 약간, 월계수잎 4장

방법

① 당근으로 야채수를 만든다.
② 병아리콩을 불린다.
③ 야채수에 토마토, 브로콜리, 양송이버섯, 양파, 병아리콩, 통마늘과 통후추, 월계수잎을 넣고 오래 끓여낸다.

튀기지 않은 김부각

김은 비타민이 풍부하고 각종 미네랄, 단백질, 칼슘, 철분을 많이 함유한 알칼리성 식품으로 혈중 콜레스테롤을 줄여주는 효자 성분이 다 들어 있다. 김부각은 고소하고 짭짤한 맛으로 밥반찬은 물론 간식으로도 자주 먹게 된다. 다만 튀김이라 부담스럽다면 초간단 레시피로 튀기지 않은 김부각을 추천한다. 가볍게 맥주 한잔 즐길 때도 담백하고 바삭한 맛이 풍미를 더한다.

레시피

재료

현미 라이스페이퍼 1장, 김밥김 1장, 스프레이형 올리브오일 약간, 소금 약간

방법

① 현미 라이스페이퍼를 정수에 담가 부드럽게 만든다.
② 촉촉한 라이스페이퍼 위에 김밥김을 올린다.
③ 스프레이형 올리브오일과 소금 한 꼬집을 뿌려준다.
④ 전자레인지에 넣고 700W 기준 1분간 돌린다.
⑤ 내용물을 꺼내어 뒤집고 다시 올리브오일, 소금 한 꼬집을 뿌려 추가로 40초간 돌린다.

2장
초간단 웰니스

초록 세상에서의 느긋한 삶만이 웰니스 라이프라고 생각하지 않는다. 우리는 아주 잠깐의 시간으로도 나를 위한 투자를 할 수 있고, 도시의 편리함을 이용해 건강을 챙기는 방법도 다양하다. 중요한 것은 나와 내 몸에 대한 관심뿐이다.

“아침에 눈을 뜨자마자 무조건 미지근한 물을 마신다. 입안 가득 물을 넣고 좌우로 굴리며 열심히 얼굴근육을 쓰는 것도 좋다. 그다음 부드럽게 삼킨다. 두 손은 복부 주변을 꾹꾹 눌러 자극한다. 굳은 얼굴근육을 깨우면서 신진대사를 높이고 동시에 밤새 쌓인 독소를 씻어내는 모닝 루틴이다.”

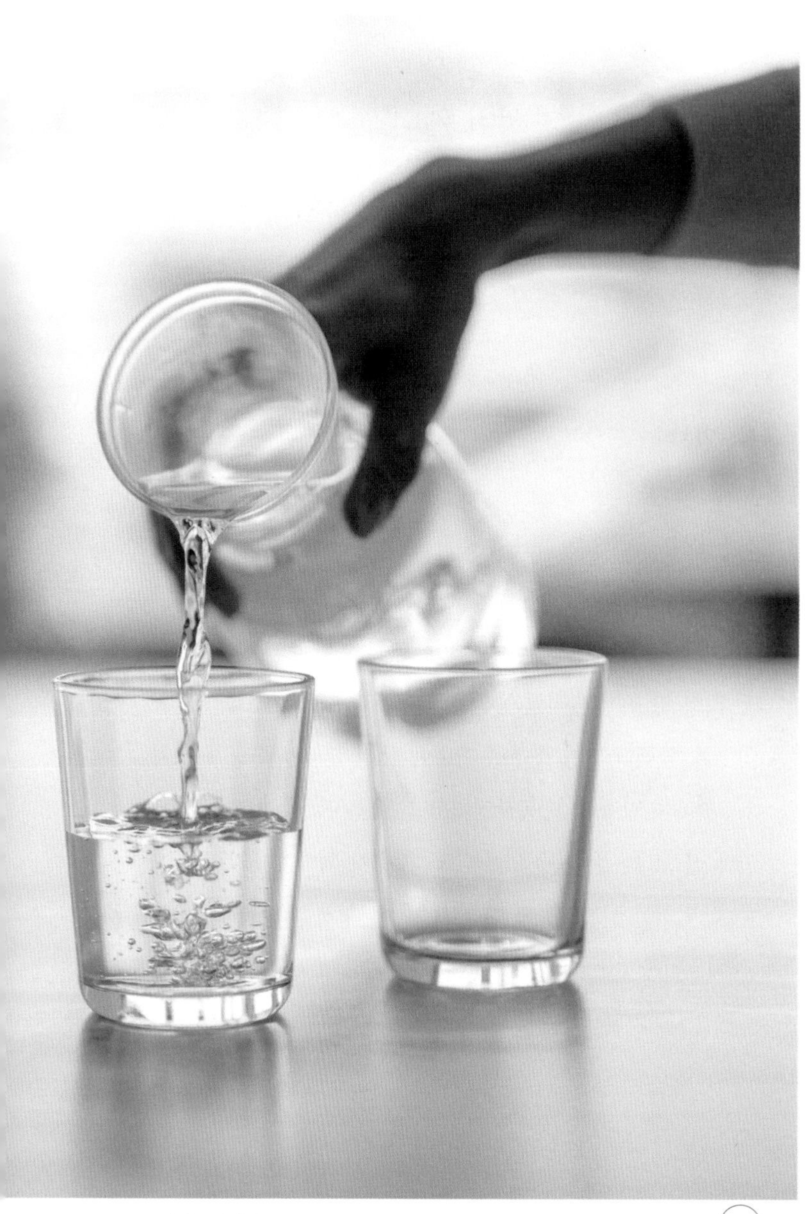

오늘 당장,
가성비 웰니스

#분초시대 #잠깐이면됩니다

시간 가성비

오전 9시, 오전 11시 30분, 오후 2시, 오후 8시. 나만 알아볼 법한 줄임말과 함께 하루를 잘게 쪼개 달력에 적는다. 일정 앞뒤로 여유 시간 30분을 두고 이동 수단에 따라 최단 경로 혹은 최소 환승, 효율적인 동선을 찾아둔다. 그렇게 9호선 노들역으로 향했다. 5번 출구로 단숨에 내려가 일반행 승차 위치 2-3칸에서 탑승한다. 동작역에서 내려 곧바로 나가면 몇 걸음 안에 급행열차를 탈 수 있다. 그리고 승차 위치 4-5칸에서 탑승. 목적지인 선정릉역에 다다르면, 신분당선을 갈아탈 수 있는 에스컬레이터 바로 앞에서 내릴 수 있다.

식탁 가성비

홈 카페, 홈 파티는 영화 속 주인공들이나 즐기는 여유라고 생각한 적이 있다. 커피를 내리고 음식을 차릴 시간도 손재주도 없는 내게 매체 속 홈 파티는 너무 거창했다. 시간이 흐르고 보니 쓸데없이 거창한 건 나였다. 부담 없이 즐겁게. 전통주를 좋아하는 친구와는 술 한 잔, 보드게임 마니아인 친구와는 젠가 한 통이면 충분하다.

자칭 타칭 웰니스형 인간인 나는 손님을 초대하면 건강식 메뉴를 내놓아야 한다는 부담을 느낀다. 그럴 때면 살짝, 셰프님의 손맛을 빌린다. 토마토를 삶아 껍질을 벗겨 내고 바질과 양파를 잘게 썰어 넣고 발사믹 소스에 절인다. 그리고 시판 리코타 치즈를 보기 좋게 쏟아놓는다. 여럿이 모여도 거뜬하다. 믿을 만한 셰프가 출시한 밀 키트로 테이블을 풍성하게 채운다. 특별한 술이 등장할 때는 주류 전문가의 유튜브를 켜, 마치 그의 바에 가서 듣는 것 같은 설명과 함께 음미한다.

분초 시대를 사는 도시인을 위해

타인의 눈에는 시간을 잘게 쪼개 쓰는 내가 피곤해 보일 수도 있겠다. 홈 파티 부분은 '손님 초대해 놓고 정성이 부족한 거 아냐?' 하는 타박도 들리는 듯하다.

나름의 변호를 하자면, 중요하게 생각하는 가치가 사람마다 다르지 않나. 서울과 싱가포르. 메가시티와 도시국가를 오가며 사는 나 같은 도시인에게는 '시간을 버는 게' 중요하다. 바쁘다고 중요한 일을 안 하고 살 수는 없다는 욕심도 크다. 하루는 24시간으로 정해져 있는데, 이것저것 하고 싶다 보니 시간을 쪼갤 수밖에.

'웰니스(wellness)'라고 하면 흔히들 초록초록하고, 느긋한 이미지를 떠올린다. 직접 키우고 가꾼 작물로 공들여 차린 건강한 한 끼. 어두워지면 잠이 들고 해가 뜨면 눈을 뜨는 자연과 똑 닮은 삶의 리듬. 자연 속에서 누리는 건강하고 느긋한 삶이, 그 삶이 가능하도록 도시에 모든 것을 두고 떠난 용기가 멋있다. 하지만 당연하게도 누구나 그런 삶을 살 수 있는 건 아니다.

나는 초록 세상에서의 느긋한 삶만이 웰니스 라이프라고 생각하지 않는다. 웰니스의 사전적 의미는 '신체적·정신적·사회적 건강이 조화를 이루는 이상적인 상태'를 말한다. 애초에 시간과 장소에 제한을 둔 개념이 아니다.

김난도 교수는 〈트렌드 코리아 2024〉에서 도시인들이 '분초시대'를 살고 있다고 말한다. 이어지는 내용에서는 '시간의 단위를 쪼개면, 숨겨져 있던 사각지대를 확보하게 되고 시간 사용의 틈을 확보할 수 있다'고 설명한다. 교수님에게 묻어가는 듯하나, 내 말이 이 말이다.

우리는 아주 잠깐의 시간으로도 나를 위한 투자를 할 수 있다. 도시의 편리함을 이용해 건강을 챙기는 방법도 다양하다. 중요한 것은 나와 내 몸에 대한 관심뿐이다. 그러니 함께 도전해 보길 바란다. 바쁜 일상 속에서도 시도해 볼 만한 가성비 웰니스를.

am 07:00

미지근한 물 한 잔

#생수

물광 피부의 비결이 고작 물이라고?

투명하다, 매끈하다, 부드럽다, 맑다, 치유된다. 몸에도 있고 주변에도 있다. 물에 대한 이야기다.

물은 신체를 구성하는 성분 중 가장 큰 비중을 차지한다. 개인차가 있지만, 신생아 시기 인체 수분량은 몸무게의 80%에 가까우며 성인은 60~70%다. 나이가 들수록 수분량은 더욱 줄어드는데, 남녀에 따라 다르지만 여자를 기준으로 하면 중년기에는 50%, 노년기에는 45% 수준이다.

우리가 마시고 사용하는 물에 대해 이야기하려면 밤을 새워도 모자란다. 효능과 중요성은 물론 환경 이슈와 더불어 물을 지켜야 하는 이유, 그 방법까지 뻗어나가는 이야깃거리의 가지가 몹시도 빽빽해 여기서는 가지치기가 필요할 듯하다. 하고 싶은 말은 많지만 쳐내고 쳐내서, 지금 당장 나와 당신에게 필요한 깨끗한 마실 물, 생수에 이번 장을 할애하겠다.

'물' 하면, 연예 뉴스 프로그램을 통해 만난 한 배우가 떠오른다. 결혼과 출산으로 약 2년의 공백기 후 오랜만에 카메라 앞에 선 그녀. 원래도 모태 미녀로 유명했지만, 불꽃놀이처럼 팍팍 터지는 카메라 플래시 속에서 더욱 빛이 나는 피부가 돋보였다. 그녀의 복귀작 이야기 못지않게 자기 관리 방법에 대한 질문이 쏟아진 건 당연한 수순이었다. 특별한 답변을 기대한 기자들의 질문에 그녀는 도리어 의아해했다. 따로 한 게 없다는 거다. 아이 키우기 바쁜데 피부과 갈 시간이 있었겠느냐며, 그녀가 마지못해 내놓은 방법은 물이었다.

"제가 있는 모든 공간에 생수를 두고 계속 마셔요. 그래서 속 건조란 걸 모르게 됐어요. 그게 전부예요."

고작 물이라고? 실시간으로 들을 당시에는 전혀 와닿지 않는 대답이었다. 마음 한구석에서 '분명 일주일에 반 이상은 피부과에서 보내겠지'라는 작은 의심도 품었다. 그러나 지금은 그녀의 말에 절대적 지지를 보낸다.

30대 초반까지 나는 건선과 아토피를 앓았다. 내가 의식하지 않는 순간에도 손가락은 바쁘게 팔과 다리 안쪽을 벅벅 긁다가, 손톱 끝에 피가 맺힐 때쯤에야 멈췄다. 스트레스를 받을 때, 계절이 바뀔 때, 잠을 못 잘 때, 그리고 이유도 모르게 느닷없이 가려웠다. 이쯤 되면 가려움은 일상이다. 보습제가 도움이 되긴 하지만 근본적인 해결책인지는 의문이고, 매번 챙겨 바르는 것도 일이었다. 습관처럼 스테로이드 성분이 들어간 연고로 극도의 가려움을 덮었다. 효과는 있었지만, 그 탓에 색소가 침착된 자국이 지금도 낙인처럼 남았다. 긁지 말아야지 거듭 다짐하다 결국 또 가려움에 굴복하고 만 후에는 피 맺힌 피부가 더 붉어 보여 자책하기 일쑤.

그러다 어느 날 문득 이대로는 안 되겠다 싶었다. 속는 셈 치고 전날 그 배우가 말한 대로 생수를 잔뜩 사다 마셨다. 미모는 그녀처럼 될 수 없겠지만 '피부 고민을 덜 수는 있지 않을까'라는 희망을 품은 채.

주변에 몸 좀 관리한다는 이들은 한결같이 '하루에 물을 8잔 이상 마시라'고 강조했다. 물도 마셔봐야 알고 잔도 잔 나름

아닌가. 8잔이 어느 정도일지 몰라, 그냥 2L 페트병을 통째로 책상 위에 올려놓고 그 큰 덩치가 눈에 띌 때마다 열심히 마셨다. 회식 자리에서는 다디단 탄산음료를 애써 외면하고 '생수가 참 달다' 최면을 걸며 마셨다. 습관이 되면 더 잘 넘어가겠지 싶어 기상 직후, 아침 식사 전, 출근 직후, 점심 식사 전, 회의 중간중간 등 물 마실 시간을 머릿속에 정해두기도 했다. 그랬더니 처음에는 너무 양이 많아 보였던 2L 페트병이 꿀떡꿀떡 쉽게 비워졌다. 이제 물 마시기가 완전히 적응됐을 무렵, 회의 마무리 즈음 팀원들이 물었다.

"언니 화장품 바꿨어요?"

"요새 다이어트해?"

아, 앞서 언급한 그 배우가 피부 관리 비결에 대한 질문을 받았을 때 이런 기분이었을까? 뭐가 바뀌었다는 거지, 한 거라곤 물 마신 것밖에 없는데? 팀원들의 질문에 뭐가 달라지긴 했나 보다 싶어 나를 천천히 관찰해 보았다.

팔과 다리가 접히는 오금 부분은 늘 상처와 딱지로 거북 등껍데기 같았는데 어느새 딱지가 사라지고 한결 매끈해졌다. 피부가 땅기는 느낌이 들면 언제든 칙칙 뿌릴 수 있게, 프랑스 온천수부터 유기농 장미수까지 종류별로 구비한 미스트는 손을 타지 않아 먼지가 소복하게 앉았다. 큰 기복이 없는 내 몸무게도 약간의 변화가 있었다.

일상 곳곳에 스며든 작은 변화에 물에 대한 믿음이 점점 커졌고, 여전히 물 마시기 루틴은 가열차게 진행 중이다.

물로 깨우는 하루

아침에 눈을 뜨자마자 무조건 미지근한 물을 마신다. 입안 가득 물을 넣고 좌우로 굴리며 열심히 얼굴근육을 쓰는 것도 좋다. 그다음 부드럽게 삼킨다. 두 손은 복부 주변을 꾹꾹 눌러 자극한다. 굳은 얼굴근육을 깨우면서 신진대사를 높이고 동시에 밤새 쌓인 독소를 씻어내는 모닝 루틴이다.

잠에서 깬 장은 부지런히 움직일 채비를 한다. 장에서 신호가 왔다면 변기에 앉아 아랫배를 지그시 눌러준다. 오랜 소화불량과 스트레스가 쌓여 있다면 손으로 자극할 때 딱딱한 느낌이 들 텐데, 이때 최대한 복부를 부드럽게 만들어 주는 게 중요하다. 이를 매일 아침 반복했더니 '아침에는 무조건 화장실을 간다'는 규칙을 내 장기들도 이해한 듯하다.

식사 전 물을 200~300ml 마시면 포만감을 느낄 수 있다.

음식 섭취 중에는 물을 마시지 않거나 적게 마시는 걸 권한다. 식사 중에 마시는 물이 소화에 미치는 영향에 대해 아직 의견이 분분하지만, 내 경우에는 헛배를 부르게 하는 것 같아 삼간다. 음식이 잘 넘어가지 않을 때는 물로 넘기기보다 열심히 여러 번 씹어 삼키는 게 좋다는 주의다.

갈증이 나지 않더라도 틈틈이 물을 마시고, 잠들기 30분 전에 물을 한 컵 들이켠다. 수면 중의 수분 손실을 대비하기 위해서다.

좋은 물 찾아 멀리 갈 필요 없이, 그저 생수.

디톡스, 다이어트, 근손실, 건성 피부 등 몸 관리에 대한 다양한 질문을 받곤 하는데, 그때마다 내 대답의 첫 번째 항목은 '물'이다. 그런데 물이라고 답하면 또 금방 어떤 물인지를 묻는다. 주스나 커피 등 수분이기만 하면 되느냐는 질문도 있고, 평범한 식사에 이미 충분한 수분이 있다고 주장하는 경우도 있었다.

한식의 기본 메뉴인 국과 찌개는 물론 밥과 채소에도 수분이 있다. 보건복지부와 한국영양학회가 발간한 〈2020 한국인

영양소 섭취기준〉에서 한국인의 수분 섭취량을 정리한 자료에 따르면, 성인 여성(19~29세 기준)이 하루에 음식을 통해 섭취하는 수분량은 약 1.1L, 전체 수분 섭취량의 57%였다. 음식을 통해 섭취하는 수분량이 상당하다는 이야기다.

하지만 두 가지 중요한 점을 고려해야 한다. 첫째는 '쓰고, 내보낸 물의 양만큼 충분히 섭취하고 있는가?'이다. 수분은 우리 몸의 각종 대사 작용에 쓰이며 호흡과 땀, 대소변으로 하루 평균 1.5~2L 정도 체외 배출된다. 대개 음식으로 섭취하는 수분량보다 더 많은 수분이 배출되기 때문에 충분히 물을 마셔야 한다. 그렇다고 무턱대고 많이 마시라는 건 아니다. 수독이란 말도 있듯이 지나친 수분 섭취는 위장 기능을 떨어뜨려 소화불량으로 이어질 수도 있다.

둘째는 물도 물 나름이라는 점이다. 국과 찌개 등에는 상당량의 나트륨이 들어 있어, 이를 잘 배출하려면 결국 '물을 마셔야 한다'는 게 정설이다. 커피와 차에 함유된 카페인은 이뇨 작용을 부추겨 체내 수분 보충에 큰 보탬이 되지는 않는다.

결국은 그냥 물, '깡.생.수'에 길이 있다. 옥수수수염차, 히비스커스차, 녹차 등은 음료일 뿐이다. 내 몸에 있는 수분과 가장 유사한 생수를 마셔야 수분 흡수도 잘되고, 덜 배출된다.

요즘 소셜미디어 광고를 보면 온갖 효소가 등장한다. 소화와 배출을 돕는 효소도 있던데, 굳이 돈 들일 필요 없이 미지근한 물이면 된다고 말하고 싶다. 독일 뮌헨의 피부과 전문의이자 영양학자인 크리스티안 메르켈 박사도 "미지근한 물은 이완 및 소화효소가 있다"(매거진 〈보그〉 인터뷰)고 말했다.

현대인으로서 건강히 살아남기 위해 효소나 비타민 등의 영양제를 한가득 삼키는 마음을 모르지 않는다. 하지만 영양제를 삼킬 때도 물이 필요하지 않던가. 이왕 마시는 물, 좀 더 마셔 보자. 우리의 숱한 고민 중 몇 가지는 물 몇 잔으로 시원하게 흘려보낼 수 있다.

am 07:30

한 상 또는 한 잔의 아침 식사

#아침밥

오전 생존 수칙

목구멍으로 시큼한 신물이 올라온다. 억지로 삼켜보지만 역하다. 시도 때도 없이 부글거리는 배는 휴대폰 진동보다 커다란 굉음을 낸다. 눈 밑의 그림자는 굳어졌고 불규칙한 배변 신호는 화장실 가는 것조차 귀찮게 만든다.

아침마다 이랬다. 내 몸이 보내는 다양한 신호를 귀찮거나 바쁘다는 핑계로 묵인하던 시절, 눈을 떠 이불 밖으로 나오는 과정은 귀찮음을 넘어 고역이었다.

요즘의 아침은 다르다. 눈을 뜨면 3단계의 기상 루틴을 지킨다. 1단계, 손가락과 발가락을 꼼지락거리고 발목과 손목, 고

개를 움직여 내 몸 곳곳에 기상 신호를 보낸다. 그리고 천천히 일어나 이불 밖으로 빠져나온다. 2단계, 미지근한 물을 충분히 마신다. 식도를 타고 물이 내려가면, 머릿속에 조명이 '탁!' 켜진다. 마지막 3단계, 반드시 아침을 먹는다.

원래 아침을 먹지 않았다. 이른 나이에 방송국 물을 먹으며 사회 첫걸음을 시작했는데, 방송 일은 출퇴근 시간이 따로 없고 끼니를 제때 챙겨 먹는 건 사치였다. 부모님 곁에 있을 땐 아침·점심·저녁 밥상이 눈앞에 있었지만 사촌 언니의 작은 자취방에서 신세 지는 주제에 '차려진 밥상'이라니, 내가 차려도 모자랄 판에…. 차려 먹는 게 말처럼 쉽지는 않아서 아침은 대개 굶었다. 허기는 카페인 가득한 커피나 당도 높은 음료로 달랬다. 모처럼 제대로 된 식사를 차려도 내 입맛에는 조미료가 잔뜩 들어간 자극적인 바깥 음식이 익숙했다.

그러다 내 몸을 돌아보기 시작하고, 건강한 삶을 위한 습관이 몸에 배면서 이상하게 아침에 눈이 일찍 떠졌다. 일찍 일어나 일찍 움직이니, 일찍부터 배가 고팠다. 빈속의 카페인이나 당 음료는 건강 때문에 거리를 두기도 했지만, 이제는 이런 것들로 아침 공복을 달래기가 어렵다. 쉽게 말하자면 나는 살기 위해 아침 식사를 챙겨 먹는다.

아침은 신진대사를 활성화해 대부분 그날 활동하는 에너지로 소모된다. 정말 에너지원이다. 다이어트 중이라고 해서 식사를 거르는 것이 칼로리를 줄인다고 생각하는 사람도 있다. 이를 가장 쉽게 실천하는 것이 곧 아침 식사를 거르는 것이라 하겠지만 그 반대다. 오히려 아침 식사에 단백질, 탄수화물, 지방을 충분히 먹었을 때 하루의 식사 리듬이 깨지지 않고 섭취한 것 그대로 칼로리 소모에 집중할 수 있다. 아침 식사는 가장 중요한 시간이라고 식품영양학 전문가들은 입 모아 말한다[1]. 수면 시 떨어진 혈당에서 포도당을 보충하고 동시에 다른 필수영양소를 흡수한다. 아침부터 배불렀을 뿐인데 제2 당뇨와 더불어 각종 성인병을 막을 수 있다니 얼마나 쉬운 일인가.

그렇다고 아침 식사를 거창하게 챙길 필요는 없다. 몇 가지만 기억하면 된다. 기상 후 1시간 이내 탄수화물과 단백질, 섬유질을 고루 섭취하는 것이다.

탄수화물은 즉시 에너지원으로 사용되기 때문에 오전의 활력을 더하는 데 요긴하다. 정제 탄수화물보다는 밥이나 그래놀라를 추천한다. 정 시간이 나지 않으면 사과 한 알이라도 쉽게 먹을 수 있는 식품으로 골라 보자. 단백질은 최후 에너지원으로 쓰이지만 반드시 필요하다. 육류 외에도 신선한 그릭 요구르트나 식물성 음료도 섭취 가능하다. 마지막으로 섬유질도 필수다. 이 식이섬유가 점심 식사 전까지 포만감을 유지하게 한다. 아침 골든타임에 채워 넣은 에너지는 일의 능률과도 연관이 있다. 에너지가 부족할 때 무기력함을 쉽게 느끼고 주의력, 집중력, 기억력이 흔들린다.

그래서 언제 먹어요?

앞서 기상 후 1시간 안에 식사를 하라고 했는데, 그러면 이런 의문이 들 수 있다. '사람마다 기상 시간이 다르지 않나?', '만약 오전 11시에 눈을 뜨면? 아침이 아니라 점심 아닌가?', '몸에 좋은 아침 식사 시간이 정해져 있을까?'

미국 국립 의학 도서관에서 보유한 자료 및 여러 연구 결과[1)]에 따르면 아침은 오전 9시 전에 먹는 게 좋다. 이른 아침에 한 식사가 인슐린 저항성을 낮추는 데 도움을 준다고 한다.

식품영양 전문가들의 의견 중 또 하나의 공통점은 '10~12시간의 법칙'이다. 전날 저녁 식사 후 10~12시간 공복을 유지했다가 섭취하는 아침 식사가 신진대사 향상에 좋다는 것이다. 아울러 전날 저녁을 많이 먹었다고 아침을 굶는 것도 좋지 않다고 한다.

업이 업이다 보니, 주변 지인이나 일하며 만난 분들에게 피부 또는 건강관리 방법을 자주 묻는다. 적정 체중을 잘 유지하는 이들은 대부분 아침 식사를 잘 챙겨 먹었다. '지인 피셜'에 더해 공신력 있는 자료로 '체중 감량에 아침 식사가 도움이 된다'는 내용을 확인하고 싶었지만, 아직 눈에 띄는 자료는 없다.

아쉽긴 하지만 나와 주변 경험이 확실하기에 자신 있게 권한다. 아침을 챙겨 보자. 내 몸 실험기를 진행할 때, 아침 식사가 혈당 수치의 변동을 막아주는 걸 확인했다. 요즘 혈당 조절이 건강관리 트렌드이지 않나. 체내 당 조절을 위해서라도 방울토마토 몇 개 챙겨 먹어 보자. 이것도 귀찮다면 출근길, 식물성 라테 한 잔이라도! 매일 가는 카페에서 내 몸을 위한 최소한의 투자를 해보는 거다.

○
1) "Breakfast in Human Nutrition: The International Breakfast Research Initiative"_Michael J. Gibney 외 독일 뤼베크대 뇌·행동·대사연구센터 연구팀

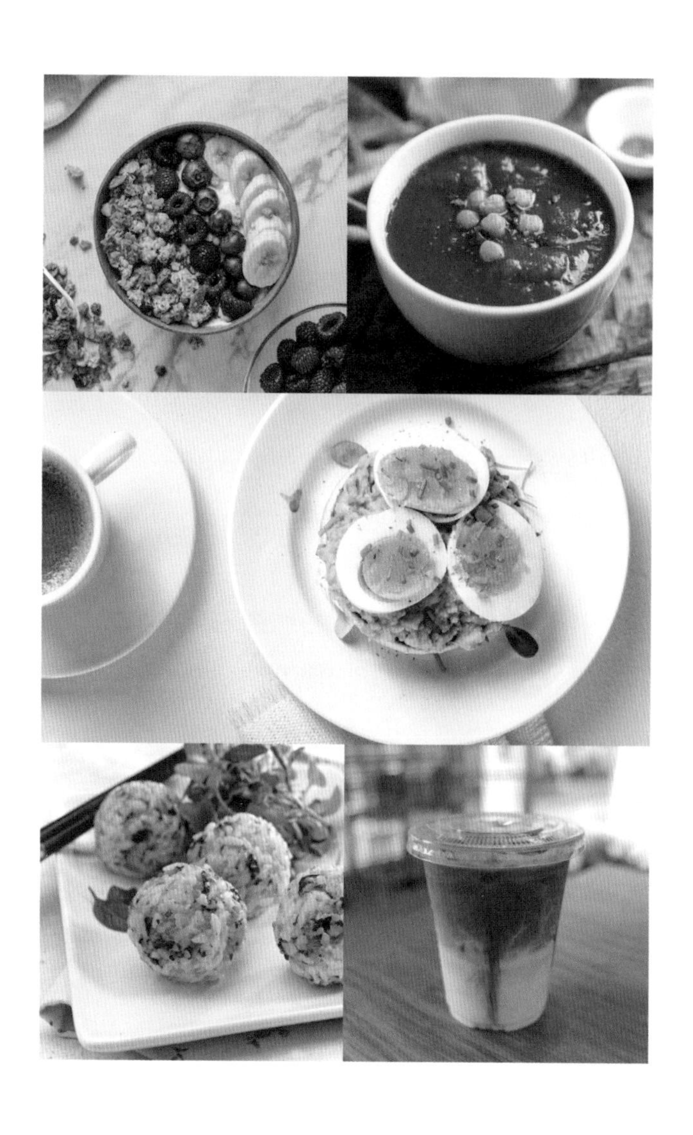

am 09:00

운동복을 챙겨 입고 문밖을 나서면

#운동복

겁도 없이 스니커즈를 신고 6km를 뛰었다

자동차의 헤드라이트와 곧게 뻗은 마천루 불빛이 가로등과 함께 길을 비추는 2016년 한밤의 서울 한강. 막 이곳에 도착했을 때만 해도 그 고요한 분위기에 홀려 '이래서 러너들이 한강을 찾는구나' 싶었다. 얼마 후 내 모습은 상상도 못 한 채.

나는 하나의 방송을 만들 때마다 마음의 합을 맞추는 게 중요하다고 생각한다. 친목을 다지는 방법이야 다양하지만, 취향과 일상을 나눌 때 진정 가까워진다 여겼기에 이시영 씨에게 취미를 물었다. 메인 MC를 맡은 이시영 씨는 각종 운동에 일가견이 있는 분으로 러닝 클럽 회원이기도 했다. 반면 나는 달리기와 거리가 멀었다. 학창 시절 체력장 이후로는 숨이 찰 만큼 달린 기억이 없는데, 그녀와 친해지고 싶은 나머지 겁도 없이 제안했다. '언니 달릴 때 나도 함께 뛰자'고.

그녀와 약속한 날 어둠이 깔린 밤, 한남대교 밑에 도착했다. 그녀가 속한 러닝 클럽이 글로벌 스포츠웨어 브랜드에서 운영하는 것이어서 그 브랜드의 옷을 위아래로 맞춰 입었다. 내 딴에는 만반의 준비를 한 거였다. 그녀 주변으로 얼굴만 보면 알 만한 사람들이 원을 그려 섰고 관절을 하나하나 풀며 달릴 준비를 했다. 모두가 편안해 보이는 가운데 유독 나만 긴장해 굳어 있었다. 한강 조깅 자체가 처음인데, 이들은 오늘 6km를 달리는 게 목표란다. 까딱하다간 러너들의 발목을 잡는 민폐를 끼칠 것 같아서 힘들어도 꼭 참아보자고 결연하게 각오를 다졌다.

고작 500m를 뛰었을 때 함께 뛰자고 제안한 과거의 나를 원망하며 후회했지만, 그래도 달렸다. 그녀의 발만 보고 좇아가 겨우 완주에 성공했다. 목표를 달성한 이들의 얼굴은 어둑한 가운데서도 반짝였다. 하지만 나는 첫 도전에 6km를 완주했는데도 성취감을 느낄 기력이 없었다. 온몸이 얻어맞은 듯 아프고 발 살갗이 다 떨어져 나간 기분이었다. 문득 페이스메이커 역할을 하던 리더들의 시선이 내게 꽂혔다. 그리고 쏟아지는 말.

"러닝을 하는데 일반 운동화를 신고 온 거예요?"

"러닝화가 있는 이유가 있어요. 오늘 크게 안 다친 게 다행이에요."

시선이 내게로 쏠려 부담스러웠지만, 건네는 말씀들이 심상치 않아 힐끔힐끔 그들의 운동화를 살폈다. 다들 접지력이 좋고 발을 충분히 감싸는 러닝화를 신고 있어서 도톰한 굽에 에어가 들어간 내 운동화가 유독 튀었다. 나만 땀에 흠뻑 젖고 다른 분들은 나에 비하면 보송보송했다. 분명 저분들도 땀을 흘렸을 텐데!

집에 돌아와 러닝 크루의 걱정을 산 문제의 운동화를 벗어보았더니 발톱 2개가 떨어져 나가 있었다. 응급조치 후 곧장 러닝 용품을 폭풍 검색했다.

"옷이 아닙니다, 과학입니다"

이 일이 있기 전까지는 운동복 디자인은 왜 다 저럴까 싶었다. 몸에 꽉 붙고 노출이 많은 옷, 컬러나 라인 등 디자인 요소가 과한 운동화가 썩 눈에 차지 않았다. 러닝, 필라테스, 농구, 테니스, 헬스 등 용도를 굳이 세세하게 구분한 것도 다 상술이라 생각했다. 역시 직접 겪어봐야 안다. 내 눈에 예쁜 운동화로 6km를 뛰고, 발톱 2개를 잃고 나서야 나는 편견을 깨고 운동복의 중요성을 깨달았다. 요즘은 운동용 티셔츠 하나를 사도 용도와 용처를 따진다.

러닝화는 실내용과 실외용을 구분하는 게 좋다. 실내에서는 주로 바닥이 고르고 물기가 없는 트레드밀 위를 달린다. 반면 야외는 변수가 많고 젖은 길을 달려야 할 때도 있다. 가볍고 안정적인 착화감, 접지력과 추진력을 따져보고, 야외 달리기용이라면 젖은 노면에서도 강한 것으로 고른다. 러닝복은 움직일 때 거슬리는 게 없는 퍼포먼스용으로, 계절에 상관없이 자외선 차단력을 잘 따져보고 계절에 따라 보온성·통기성·쿨링 기능이 있는 것으로 고른다. 가벼운 소지품을 넣고 달릴 수납 기능도 주요 포인트. 러닝복을 잘 고르면 기록 향상에도 보탬이 된다. 선수에게나 필요한 기능 아니냐고 할 수 있지만, 부상 예방 차원에서라도 운동복을 따져 입어야 한다.

멋? 아니 마인드셋을 위한 운동인의 필수품

상황과 장소, 직위에 맞는 옷차림은 자세는 물론 타인의 시선도 바꾼다. 운동복도 마찬가지다. 《실험 사회 심리학 저널(Journal of Experimental Social Psychology)》에 소개된 연구에 따르면 '옷은 상징적인 의미가 있기 때문에 행동과 태도에 영향을 미친다'고 말한다. 미국 야구 메이저리그 팀 뉴욕 메츠(New York Mets)의 팀 심리학자인 조너선 페이더(Jonathan Fader) 박사는 "새로운 피트니스 장비를 착용하면 공연을 위해 의상을 입은 배우처럼 캐릭터에 빠져들기 시작한다. 자연스럽게 더 나은 성과를 기대하고 더 잘 준비할 수 있게 된다"고 조언했다.

이 말에 100% 공감한다. 나는 운동할 때, 일상복보다 조금 더 몸이 잘 드러나는 타이트한 옷을 입는다. 피트니스 센터마다 벽면에 거울이 붙어 있다. 동작을 점검하고 내 몸 상태를 수시로 체크하라는 의미다. 그만큼 내 몸을 객관적으로 바라보는 게 중요하다.

많은 운동 전문가들이 체중계보다 거울을 믿으라고 말하지만 여전히 숫자에 얽매이는 이가 많다. 섭취한 음식과 컨디션에 따라 오락가락하는 숫자보다 차라리 '눈바디(눈으로 체크하는 몸)'가 더 명확하다. 눈바디를 잴 때는 오버핏보단 레깅스나 탱크톱이 낫다.

내 경우 운동복을 갖춰 입고 피트니스 센터나 요가원에 갔을 때 자연스레 집중력이 더 향상됐다. 제대로 갖춰 입고 운동 '각'을 잡을 때 긍정적인 긴장감이 더해졌고, 솔직히 말하면 주변의 시선을 약간은 의식해 더 잘하고 싶은 마음이 들었다. 이런 심리가 운동과 더 친해지는 계기가 된다고 믿는다.

덧붙이자면, 꼭 검은색 운동복을 고르는 이들이 있다. 혹여 검은색 옷을 입을 때 더 날씬해 보인다는 편견 때문이라면 재고해 보길 바란다. 실제 효과가 있는지도 의문이며, 무엇보다 색상에 몸을 감추는 건 내 몸을 객관적으로 보는 데 보탬이 되지 않는다.

한편, 색상이 전하는 효과를 활용하는 것도 필요하다. 조상들이 천혜의 자연에서 색채 영감을 얻었듯 현대인은 가장 많이 접하는 옷의 색상에 영향을 받는다. 미국의 심리학 박사 캐럴린 메어(Carolyn Mair)는 "노란색은 밝고 따뜻해 행복한 느낌을 주고 빨간색은 긍정적 관심, 파란색은 차분한 신뢰감, 초록색은 평온함을 준다. 특정 느낌을 주는 색상을 선택하면 이에 따라 기분 전환이 될 수 있다"
고 말한다.

운동은 오롯이 나를 위해 시간과 돈을 투자하는 행위다. 투자 수익률을 올리는 팁 중 하나가 바로 잘 고른 운동복이다. 오늘 운동할 계획이라면, 우선 목표 운동량을 정해 보자. 그다음 그 목표에 어울리는 컬러와 디자인의 운동복을 고르자. 더욱 다채로운 성취를 맛볼 수 있을 테다.

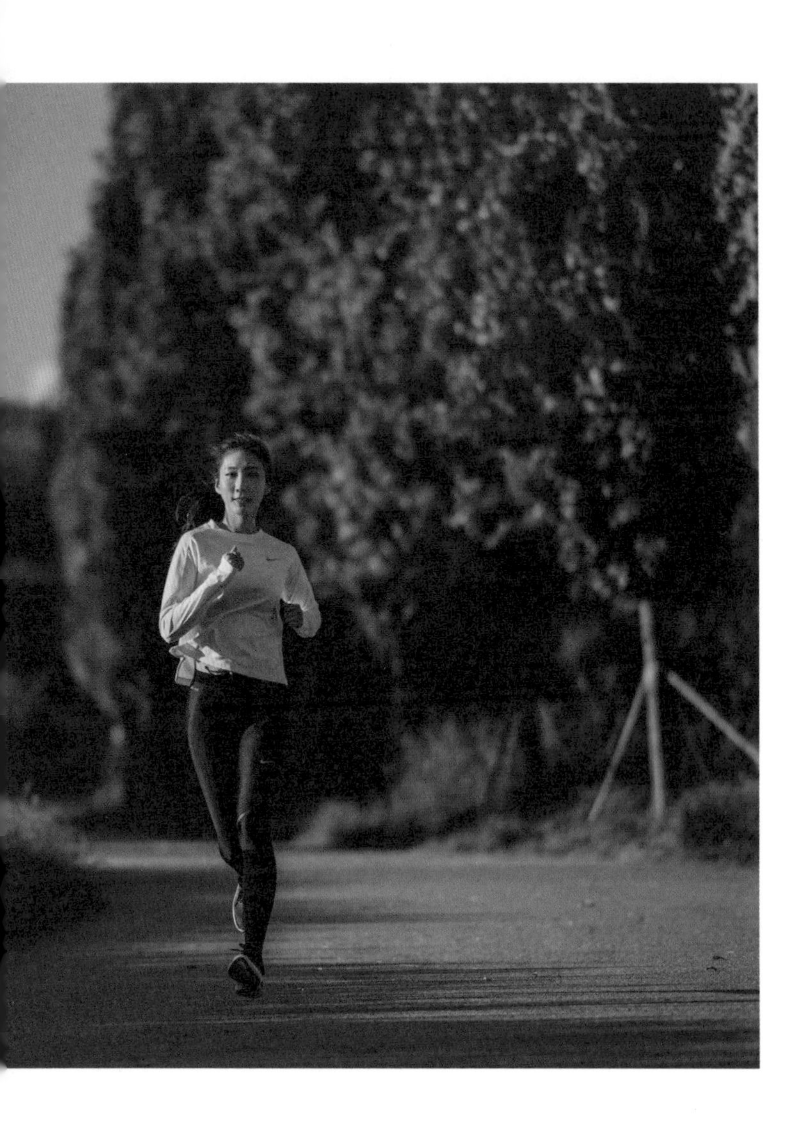

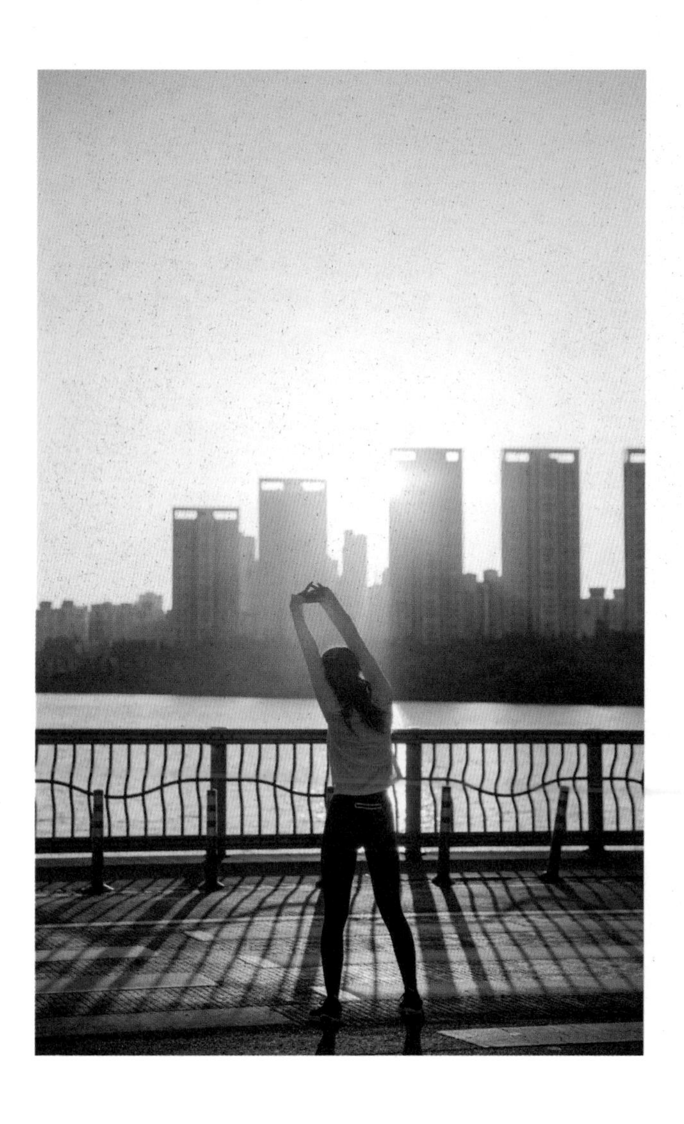

am 11:00

커피는 내 운동 부스터

#커피

커피, 무슨 맛으로 마셔요?

커피는 참 오묘하다. 속을 알 수 없게 검고, 영양가는 하나도 없다. 그런데도 이상하게 손이 간다. 미지근한 온도는 인기가 없고, 입술이 델 만큼 뜨겁거나 마시면 머리가 쨍할 정도로 차갑거나, 사람들이 선호하는 온도도 극과 극이다. 어떤 이들은 너울을 만들며 찰랑이는 검은 물을 경건한 의식을 치르듯 음미하고, 어떤 이들은 응급 환자에게 약물을 찔러 넣듯이 차가운 커피를 순식간에 들이켠다. 그럴 때면 영양가도 없는 검은 물이 생명수처럼 보인다.

영양학적으로 거듭 쓸모없다 말했지만, 기특한 점도 있다.

아메리카노 기준으로 칼로리가 5~12 정도밖에 되지 않는다. 물론 우유나 크림을 첨가하면 칼로리가 훅훅 올라가지만.

막 성인이 됐을 때는 커피의 쓴맛을 감출 단맛을 찾았다. 카페모카, 카페라테, 카푸치노는 내 취향이라기보다 어른 흉내를 내고 싶은 어린 입맛에 훌륭한 대안이었다. 그러다 나이가 들수록 그리고 참혹한 실패의 맛을 깊이 음미할 때마다 더 독하고 쓴 커피를 좋아하게 됐다. 한때 사약 같다 칭하던 에스프레소가 요즘 입맛엔 어울려서 낯선 동네에 갈 때마다 에스프레소 바를 검색해 본다.

한국, 특히 서울에서 거리를 걷다 보면 한 건물에 카페 두세 개는 흔하다. 테이크아웃 커피 잔을 든 사람들이 익숙하다. 중국 문화가 섞여 있는 싱가포르에서는 차 문화가 대중적이지만, 커피 마니아도 우리나라만큼 많다. 좋은 원두 향이 난다 싶은 카페는 사람들이 늘 줄지어 서 있다.

이토록 널리 찾는 존재건만, '건강'과 연관될 때마다 천덕꾸러기가 된다. 주로 카페인 때문이다. 카페인은 신경계를 자극하는 각성제로 분류되며 이에 예민한 사람은 두통, 불면증을 호소하기도 한다. 감사하게도 나는 하루 커피 5잔 가까이 마셔도 수면에 큰 불편을 느끼지 않았다.

역으로 이 카페인을 적절히 활용하는 것도 좋겠다 싶었다. 특히 근육을 자극하는 데 카페인이 톡톡한 역할을 한다.

나는 별다른 스케줄이 없으면 오전에 피트니스 센터에 가는데, 가는 길에 아이스아메리카노 한 잔을 꼭 챙긴다. 5년째 유지하는 루틴이다. 참, 생수도 필수다. 운동하기 30분 전에 커피를 마시고, 운동 강도를 좀 올리고 싶은 날에는 중간중간 마신다. 운동 한 세트가 끝나면 커피를 한 모금 마시고 다음 세트에는 그만큼의 생수를 마셔 수분을 보충한다. 누군가는 물 먹는 하마로 볼 수 있겠지만 자극받은 근육 부위와 순간적으로 끌어올린 심박수를 조절하며 다음 동작을 준비하기에 커피가 좋은 보조제다.

좋다 vs 나쁘다, 영양학계의 뜨거운 화두

커피는 우리 몸에 좋을까? 나쁠까? 이 논란은 늘 뜨겁다. 커피에 대한 초기 연구에서는 건강에 좋지 않다는 의견이 많았지만 최근 연구 결과들을 살펴보면 긍정적인 면이 더 부각되고 있다.

하버드 T.H.챈공중보건대학(Harvard T.H. Chan School

of Public Health)의 영양학과장인 프랭크 후(Frank Hu)는 "커피가 건강에 좋다는 전반적인 증거가 꽤 설득력이 있으며 대부분의 사람들에게 적당한 커피 섭취는 건강한 식단에 포함될 수 있다"고 말했다.

많은 운동 음료, 에너지 음료에 카페인이 들어가 있다. 커피 또한 에너지 수준을 높여 운동 수행 능력을 더 높이 끌어올리는 지구력을 더해준다. 또 산화질소 수치가 증가하면서 혈관이 확장되고 자극을 주는 근육에 더 많은 혈류를 보내 근육의 크기를 커지게 한다. 가장 흥미로운 점은 카페인이 잠재적으로 연소되는 지방의 양을 증가시킨다는 것이다.

현대 질병 중 당뇨가 급격히 늘고 있는데, 당뇨를 예방하는 데 블랙커피가 꽤 좋은 영향을 준다고 알려져 있다. 커피에 함유된 카페인, 클로로겐산, 카페스톨, 마그네슘 등의 성분이 당뇨병 발병 위험을 낮추고 인슐린 저항성을 개선한다는 것이다. 이처럼 커피 하나에 수많은 이야기가 있다. 이러한 이유로 많은 연구자들은 운동 중 카페인이 어떻게 사람의 신체적 능력을 향상시킬 수 있는지 계속해서 연구하고 있다. 그러니 내 몸에 맞춰 적당히 마시면 나쁠 건 없다.

카페인의 하루 권장 섭취량은 400mg 정도다. '권장'이라고 해서 챙겨 마시라는 게 아니라, 이 정도까지는 평균적으로 괜찮다는 의견쯤으로 참고하길 바란다. 아무튼 이 기준으로 치면, 아메리카노 1잔에 91~196mg의 카페인이 들어 있으니 하루에 3잔까지는 크게 문제가 되지 않는다. 적절한 기준을 찾는다면 하루 1~2잔이 적당하다고 본다.

한편 커피를 추출할 때 콜레스테롤 수치를 증가시키는 카페스톨, 디테르펜 화합물 등이 위험성으로 거론되는데 이런 성분이 제한된 콜드브루 커피를 마시는 것도 건강하게 커피를 즐기는 방법이다.

나는 마음이 급해지고 머릿속이 엉켜 있을 때, 커피를 내려 마신다. 핸드드립 용품을 테이블 위에 가지런히 두고, 원두를 가는 것부터 순서대로 차근차근. 원두 가루 위에 뜨거운 물을 쪼르륵, 넘치지 않게 붓고 뜨거운 물을 만난 원두가 부풀어 오르는 걸 가만 지켜보면서 명상 효과도 얻는다. 한때 명상을 배우고 싶어 여기저기 찾아다녔지만 결국 내게 맞는 명상은 일상 속 자투리 시간을 활용하며 마음을 다스리는 것이었다.

다시 본론으로 돌아와 종이 필터만 잘 이용해도 카페스톨의 95%를 걸러낼 수 있다. 건강을 고려한다면 원두는 밝은색으로 로스팅한 것을 추천한다. 커피를 볶는 시간이 짧아 약배

전이라고도 불리는데 커피가 가장 건강한 상태라고 전문가들은 말한다. 이조차도 복잡하다면 높은 고도에서 자란 커피를 찾아보자. 에티오피아, 콜롬비아, 케냐 등도 높은 고도에서 생산된 커피다.

사실 우리가 섭취하는 식품 중 좋고 나쁨을 따지자고 하면 한도 끝도 없다. 내가 선호하는 먹는 것들의 장점을 찾아 이를 극대화하는 것이 현대인에게 필요한 웰니스가 아닐까?

pm 02:30

나를 위한 20분 처방

#쪽잠 #낮잠

나무 그늘 밑 평상에서

어릴 적, 우리 집 마당에는 옆집 목수 아저씨가 만든 평상이 있었다. 우리 세 가족이 누워도 넉넉하고, 이웃이나 다른 가족이 놀러 와 함께 앉아도 좋을 만큼 널찍했다. 마침 커다란 목련나무 아래 놓여 그늘도 적당했다. 거리의 소음에 괜히 겁이 날 때면 나무 아래 있는 게 든든했다.

평상은 나의 또 다른 방이었다. 부모님이 식당을 운영해 집에 혼자 있는 시간이 많던 나는 평상에서 먹고 자고 놀았다. 한숨 돌릴 틈이 난 부모님이 나를 살피러 오면, '끽' 파란 철문을 여는 소리와 함께 반가운 얼굴을 바로 마주할 수 있었던 것도 평상에 붙박이가 된 이유였다.

평상에 큰 수건으로 배를 덮고 누워 하늘을 볼 때면 나뭇가지에 걸린 잎들이 나를 내려다보는 것 같았다. 이파리와 승자 없는 눈싸움을 하다가 꼭 잠이 든다. 부모님에 비해 키가 큰 편인데 이유 중 하나는 낮잠이 아닐까. 살랑살랑 불어오는 바람을 맞다 낮잠에 빠져들면 그 바람이 나를 어디든 싣고 가는 기분 좋은 꿈도 꾸었다.

그때부터였을까? 나는 낮잠이 좋다. 잠이 나를 순식간에 삼켜 잠시나마 현실을 잊게 해주는 세계로 던져 넣고 아무 생각 없이 쉬게 하는 그 짧은 시간. 깨고 나면 한결 개운해진 컨디션에 '아휴, 꿀잠 잤다' 소리가 절로 나온다.

카페인보다 쪽잠

컴퓨터 모니터 앞에서 오랫동안 버티고 있노라면 눈부터 신호가 온다. 벌겋게 충혈되며 눈 주변의 얼굴근육이 경직되고 다크서클이 내려앉는다. 멍한 느낌을 떨쳐내려 찬 음료나 커피를 마셔도 영 시원치 않을 때, 나는 내게 10분 쪽잠 처방을 내린다. 평상 위에서 다진 낮잠 스킬 덕분인지 머리 댈 곳만 있으면 된다. 알람을 맞춰놓고 눈을 감으면, 10분 후에 눈이 반짝. 머리가 맑아지고 그동안 피부도 잘 쉰 느낌이다.

일일 계획을 촘촘하게 짜고 잠깐이라도 시간을 허투루 쓰지 않으려 노력하지만, 에너지 드링크보다 낮잠으로 더 큰 효과를 본 후로 피곤할 때는 그냥 잔다. 수면 전문의에게 확인한 바로는 우리 몸은 얕은 잠이라도 수면으로 인식한다고 한다. 간혹 잠이 안 올 때는 그냥 눈이라도 감는다. 눈꺼풀로 암막 커튼을 치고 복잡다단한 세상을 잠시 잊고 있으면, 내 몸도 휴식 시간이라 여겨주길 바라며.

어떻게, 얼마나?

낮잠의 효과는 전통과 과학으로도 증명된다. 라틴아메리카, 지중해 연안 국가는 오후에 낮잠을 자는 '시에스타(siesta)' 문화가 오랜 전통이다. 스페인 과학자들도 점심 직후의 낮잠에 대해 긍정적인 평가를 한다. 스트레스를 줄이고 기억력이 증진되었다고 주장한다. 또 다른 연구에 따르면 피로를 잊는 데 카페인보다 낮잠이 훨씬 효과가 좋다고 한다. 기억력과 집중력, 창의력을 향상시켜 이후 업무의 효율을 높인다는 보고도 있다.

단, 좋은 낮잠에도 타이밍이 있다. 오후 3시 이전이 좋다. 그 이후로 낮잠을 자면 밤잠에 지장을 줄 수 있다. 시간도 중요하다. 오래 자면 생체리듬이 무너져 역시 밤잠을 설치게 될 수 있다. 적정 시간은 30분 정도라는 게 여러 전문가들의 중론[1].

10분, 길어봐야 30분 정도로 낮잠 시간을 제한하고 있지만, 이런 나도 가끔은 이대로 쭉 자고 싶을 때가 있다. 나만 그런 건 아닌지 한술 더 떠 '푹 쉰다'는 말이 곧 '이불 밖으로 나가지 않는다'는 뜻인 이들도 적잖다. 좀 지난 유행어로 '이불 밖은 위험해!'라는 말도 있지 않았나.

이런 식의 이불 안 휴식법을 극단적으로 실천하는 이들이 있다. 틱톡과 인스타그램을 휩쓰는 새로운 휴식 트렌드로 '베드 로팅(Bed Rotting)'이 떠오른 것. 2024년 2월 기준, 틱톡에서 베드 로팅 해시태그를 사용해 게재된 게시물은 총 1억 2,500만 번 이상 조회 수를 기록했다. 베드 로팅은 말 그대로 '침대에서 썩기'라는 의미다. 온종일 침대에 누워, 사서니 먹거나 읽거나 논다. 이마저 귀찮으면 아예 아무것도 하지 않는다. 베드 로팅 찬양론자들은 이런 휴식으로 정신적·신체적 기력을 회복할 수 있다고 주장하기도 한다.

반면 미국 뉴욕 알베르트아인슈타인의과대학(Albert

Einstein College of Medicine)의 정신의학 및 행동과학 교수 사이먼 레고(Simon Rego)는 "베드 로팅은 휴식이 아닌 회피"라고 지적했다. 스트레스를 풀기 위한 행위가 아니라 고통을 피하기 위한 행동이라는 것이다.

오죽하면. 치열한 일상에 지쳐 이 만성피로를 어떻게 해소해야 할지 몰랐던 현대인 중 한 명으로서 베드 로팅이 등장한 맥락도 이해된다. 중요한 건 잠깐의 쪽잠을 비롯해 무엇이 됐든 자신만의 회복 방법을 찾는 것이다. 스트레스와 피로를 덜고, 그리하여 내 몸을 치유할 수 있는 길. 그 길은 누가 대신할 수 없고, 오롯이 내가 찾고 걸어야 할 길이니까.

○
1) "Take a nap: The benefits of napping and how to make it work for you"_American Heart Association

pm 04:00

볕과 바람을 타고 퍼지는 치유의 향

#아로마에센셜오일

내 소중한 공간을 채우는 향기

볕이 길게 스며든다. 정남향인 서울 집의 가장 큰 장점은 볕이 오래 쉬다 가는 것이다. 반려견 토리도 볕 아래서 뒹굴뒹굴 여유를 즐긴다. 창을 활짝 연다. 큰 대접에 미지근한 물을 담고, 라벤더 아로마 에센셜 오일을 떨어뜨린다. 눈을 감고 있으면 집 안이 보랏빛 꽃밭으로 물든 느낌. 적은 양으로 은은하게 퍼지는 향은 토리의 예민한 후각을 자극하지 않는다. 이때가 곧 청소 시간이다. 밀대에 먼지 청소포를 끼워 집 안 구석구석 향을 따라 움직인다. 집 안이 정돈될수록 내 마음도 활짝 핀다.

다섯 가지 감각 중 후각이 감정에 제일 직접적인 영향을 미친다. 후각신경이 기분, 기억, 감정 등과 관련 있는 뇌의 변연계와 연결돼 있기 때문이다. 어떤 냄새는 추억과 감정을 소환한다. 좋은 향기를 맡으면 기분이 나아진다는 연구 결과도 있다. 우리가 향수를 쓰는 것도 이 때문일까.

좋은 향이 전하는 긍정적인 효과를 체감하며 오늘의 아로마 에센셜 오일을 고른다. 식물에서 추출해 약 6000년 동안 치료제로 쓰여온 이 향의 힘을 믿는다.

다양한 오일 활용법

시트러스 계열의 아로마 오일 중에는 식용도 있어서 외출할 때 늘 파우치에 넣어 다닌다. 식용 아로마 오일은 식품첨가물로 수입돼 국내에서도 구입 가능하다. 식용 아로마 오일의 대중화에 앞장서는 브랜드 중 '아로마티카(Aromatica)'가 눈에 띈다. 라벤더, 페퍼민트, 로즈메리, 유칼립투스, 프랑킨센스, 그레이프프루트, 레몬 등 다양한 종류의 식물성 오일을 다루며 모두 순도 100% 퓨어 등급의 높은 품질을 갖추고 있다. 직업상 미팅이 잦은데, 말을 많이 해서 입안이 텁텁할 때 시트러스 계열의 아로마 오일 한 방울을 생수에 떨어뜨려 마시면 금세 개운해진다. 마치 레몬을 입에 문 것 같다. 또 솟구치는 식욕을 달랠 때도 도움이 된다.

플로깅이나 캠핑처럼 장시간 야외 활동을 할 때면 날벌레 때문에 골치다. 벌레 기피제를 열심히 뿌렸지만, 분사할 때마다 내 호흡기가 답답한 느낌이 들어 찜찜했다. 요즘은 기피제 대신 오일을 활용한다. 티트리, 로즈메리, 페퍼민트 향이나 블렌딩 향 중 그날의 기분에 맞는 제품을 골라 목덜미와 손목, 발목, 무릎 뒤에 한 방울씩 떨어뜨려 톡톡 두드린다. 벌레에서 해방되고 상쾌한 향은 기분 좋은 덤이다.

수면의 질에 대한 관심이 높아지면서 홈 웨어, 홈 베딩, 나이트 케어 브랜드가 끊임없이 론칭되고 있다. 나 역시 몸에 닿는 촉감과 무게감을 꼼꼼히 따져 침구용품을 들여놨다. 침대 머리맡에는 아로마 스톤을 두었다. 아로마 스톤에 라벤더 오일을 몇 방울 뿌리면 편안한 향기가 잠을 솔솔 불러온다.

일상의 매 순간, 아로마 에센셜 오일이 내 곁에 있다. 좋은 건 나누고 싶은 마음. 여러분도 합성향료가 가득한 인위적인 향 대신 식물에서 얻은 치유의 향과 친해지면 어떨까? 효능은 물론, 쉽게 질리지 않는 것도 장점이다. 취향에 맞게 블렌딩하면 세상에 둘도 없는 나만의 향기를 찾을 수도 있다.

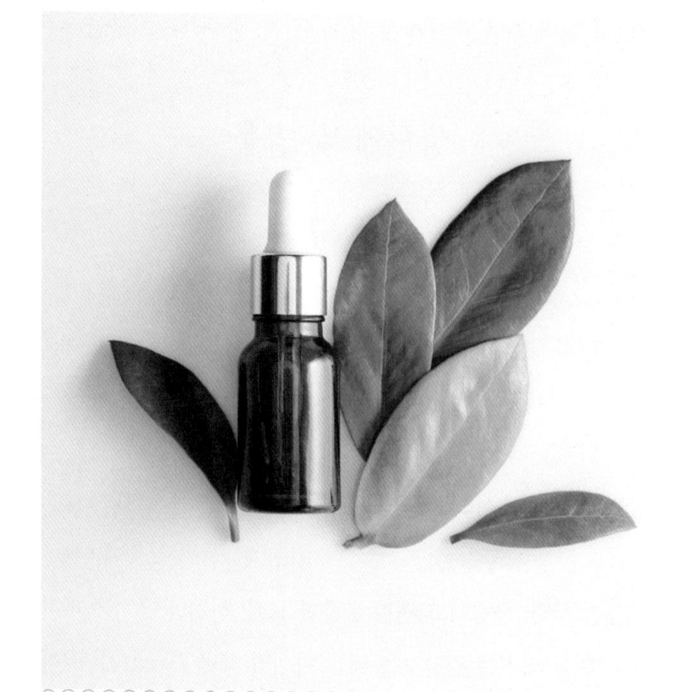

나른한 오후의 향기 레시피

- ○ **레몬** 에너지를 촉진하는 천연 기분 부스터
- ○ **자몽** 우울한 기분을 극복하는 데 도움
- ○ **스피어민트** 정신적 긴장과 피로 완화
- ○ **라벤더** 마음을 안정시키고 행복한 기분 촉진
- ○ **티트리** 항균, 감염 예방
- ○ **페퍼민트** 두통 완화, 소화 개선

pm 07:00

식사 전, 생수에 몇 방울 톡톡

#식초

신맛 안티(anti)가 식초를 주목한 이유

냄새는 시큼, 쿰쿰하고 왠지 음흉한 느낌. 하지만 음식에 더하면 구미를 당기는 감칠맛을 내는 마성의 양념. "Just 시다!"라는 말이 어울리는 식초다. 어느 집이든 주방 한 자리를 차지하는 식초는 고대에는 물에 타 음료처럼 마시던 식품이었다. 요즘도 '건강에 신경 좀 쓴다'는 사람이면 식초를 즐겨 찾는다.

나는 어릴 때부터 신맛을 딱히 좋아하지 않았다. 시큼한 냄새를 맡으면 인상부터 찌푸렸고, 사탕에 자극적인 신맛을 입힌 '아이셔'를 친구들이 맛있다며 입안에서 도로록 굴릴 때, '저걸

어떻게 먹지?' 신기했다.

그랬던 내가 이 쿰쿰하고 시큼한 세계에 발을 디딘 건 2021년. 그해 여름에도 내 몸 실험기가 한창이었는데 이런저런 시도를 해봐야 할 몸이 폭염으로 지칠까 걱정됐다. 실제로 겨울보다 여름에 면역질환인 대상포진 발병률이 높고, 여름에 몸 관리하기가 어렵다는 평도 많다.

그래서 '여름' 하면 '보양식'이란 단어가 단짝처럼 등장하는데, 대표적인 여름 보양식은 대개 칼로리가 높다. 삼계탕만 해도 닭 한 마리에 찹쌀을 가득 채워 900kcal를 넘기기 일쑤. 한 끼에 이만한 열량을 섭취하는 건 부담스러웠다. 물론 보양식을 매일 먹는 건 아니지만, 가급적이면 특별한 한 끼보다 꾸준히 섭취할 수 있는 메뉴가 낫지 않을까? 하루에 제일 자주 찾는 것은 역시 물이다. '물에 타 먹을 수 있는 게 좋겠는데…' 그러던 차에 식초가 눈에 띄었다.

식초를 주목한 데는 크게 세 가지 이유가 있다. 첫 번째로 웰니스 셀러브리티인 빅토리아 베컴, 귀네스 팰트로가 건강을 위한 루틴으로 식초 섭취를 꼽은 것이다. 이 세상에 대체당을 이용한 달콤한 맛이 널리고 널렸는데 그들은 왜 시큼한 것에 빠졌을까? 의문을 해소해야 했다.

두 번째로 그해 미국 여행에서 홀푸드마켓(Whole Foods Market, 유기농 식품 전문 슈퍼마켓 체인점)을 들른 적이 있는데, 건강 코너에 사과식초는 물론 사과식초를 첨가한 젤리, 사탕, 분말 등 식초 관련 제품군이 굉장히 다양했다. 이 제품들이 건강 코너에 진열된 이유가 궁금했다. 세 번째, 고대에는 식초를 약으로 썼다는 점이다. 식초에 어떤 효능이 있기에 약으로 마셨을까? 사실 세 번째 이유만으로도 식초를 선택할 이유는 충분했다.

보양식 대신 보양수

식초의 장점과 효능에 대해 자료 조사를 하며, 식초야말로 여름 보양식으로 제격이라는 생각이 들었다. 식초에 함유된 구연산, 아미노산 등의 유기산은 각종 영양소의 체내 흡수를 도와주는 촉진제 역할을 하며, 대사 활동을 활성화한다. 소화를 돕고 피로 해소에도 도움을 준다고 알려져 있다.

장점은 알았지만 그렇다고 오래도록 서먹서먹했던(실은 피했던) 그 쿰쿰하고 시큼한 맛과 친해지기가 쉽지는 않았다. 맛있는 식초를 먹으면 낫지 않을까 싶어서 한때 열풍을 불러일으킨 식초 음료를 찾아보았다. 석류, 블루베리, 복분자, 자몽 과즙을 더한 식초 음료들인데, 성분표를 꼼꼼히 살펴보니 당 함유량이 생각보다 높았다. 식초 음료뿐 아니라 일반 식초 중에도 당이 첨가된 제품이 많다.

그래서 상대적으로 당이 적은 유기농 제품, 맛의 호불호가 적다는 사과식초를 선택하고 갈증을 느낄 때마다 물 9, 식초 1의 비율로 희석해 마셨다. 초반에는 역시나 입맛에 맞지 않았지만, 약이라고 생각하고 견뎠다. 시큼한 맛이 그럭저럭 적응될 무렵 사과식초도 맛이 다양하다는 걸 알았다. 세계의 여러 발효 전문가들이 연구하고 개발한 사과식초를 구해서 맛을 보니, 그저 시큼하기만 하다고 여긴 식초 안에 깊은 맛, 순수 과일이 내는 단맛, 깔끔한 맛 등 다채로운 맛이 숨어 있었다. 다양한 종류의 식초를 맛보고 내 입맛에 맞는 식초를 찾은 뒤로는 식초 탄 물을 차(茶)처럼 즐기고 있다.

세상에 하나뿐인 내 식초

식초 사랑은 나날이 깊어져 집에서 식초를 만들기에 이르렀다. 내가 선택한 주재료는 와인이다. 식초는 영어로 '비니거(vinegar)', 신 포도주라는 뜻의 프랑스어 '비네그르(vinaigre)'에서 유래했다. 〈그랑 라루스 요리백과〉에서는 식초를 '액체 상태의 양념 중 하나로 포도주 또는 알코올성 용액이 발효를 통해 산화되어 아세트산(초산)으로 변화한 것'이라고 설명한다. 이처럼 와인과 발효산이 만나 식초로 다시 태어난다.

과일 취향에 따라 와인을 만들 수 있다. 그리고 이 와인이 초모(발효균과 효소가 결합해 형성된 물질)를 만나면 식초가 된다. 기성품을 비롯해 흔히 사과를 첨가하지만 토마토, 복숭아를 더해도 정말 흥미로운 맛이 난다. 나는 발효 전문가 선생님을 통해 식초와 어울리는 다양한 과일을 만났다. 선생님의 식초는 살구, 딸기, 복숭아, 매실 등 매우 다양했다. 같은 과일이라도 재배 방식에 따라 맛이 다른데 내 입맛에는 노지에서 자란 과일이 더 풍미가 좋았다.

과일 간 것에 와인을 붓고 효모를 첨가해 알코올 발효를 한다. 그다음 종초(발효용 초산, 씨초라고도 한다)와 물을 첨가해 상온에 두면 표면에 초막이 생기며 발효가 된다. 이를 초산발효라고 하는데, 이 과정에서 괜히 건드려 초막이 깨지면 발효가 더디다. 발효가 끝나면 다시 숙성 기간을 거친 후 여과하고 살균한다.

제조 과정이 복잡하지는 않지만, 적잖은 시간과 인내심이 필요하다. 식초에 그만큼의 애정은 없다면, 자연 효모를 사용해 전통적인 방식으로 주조한 내추럴 와인으로 적응기를 가져 보는 것도 좋겠다. 거칠고 쿰쿰한 맛이 특징으로 효능도 식초와 닮았다.

맛이 좀 익숙해지면, 이제 진짜 식초를 찾아보자. 시중에서 파는 식초는 알코올 발효를 생략하고 주정으로 빠르게 발효시킨 후 사과 향과 맛만 첨가하는 경우가 많다. 아예 발효 과정을 건너뛰고 빙초산을 넣은 식초도 있다. 식초 라벨을 꼼꼼하게 읽어 제조 과정과 첨가물을 확인해 보길 바란다. 그래야 진짜 식초를 찾아 그 진가를 느껴 볼 수 있다.

더부룩한 일상에 한 알 대신 한 방울

20대까지만 해도 소화장애나 '더부룩하다'라는 말을 이해하지 못하고 살았다. 그러다 30대를 눈앞에 두면서부터 속이 자주 부대끼고, 저녁을 과하게 먹으면 다음 날 후유증이 있었다. 위장의 피로감을 절실히 느끼며 소화제를 찾고는 했는데, 이런 나를 약에서 벗어나게 해준 구세주가 바로 식초다. 소화를 돕기 위해 식초 탄 물을 식전에 마신다.

이렇게 식초 물을 꾸준히 음용하는 사이, 식초가 다시 한번 물 만난 시대가 왔다. 이전부터 식초가 체중 관리에 도움을 줄 수 있다고 알려졌는데 여기에 '혈당 스파이크', '혈당 다이어트', '혈당 조절'이란 키워드가 뜨면서 다시 주목받게 된 것이다.

탄수화물 함량이 높은 식사를 하기 전에 식초를 섭취하면 혈당 상승을 둔화시킨다는 연구 결과 발표도 한몫했다. 2018년 〈기능성 식품 저널(Journal of Functional Foods)〉에 실린 연구 논문에서 애리조나주립대학교 영양 프로그램 부국장을 맡고 있는 캐럴 S. 존스턴(Carol S. Johnston)은 "탄수화물 함량이 높은 식사를 하기 직전 소량의 식초를 섭취하면 혈당 상승을 둔화시킬 수 있고, 전분 흡수를 부분적으로 억제해 혈당 반응을 20~40% 감소시킬 수 있다"라고 밝혔다. 식초의 아세트산(acetic acid)은 음식을 섭취했을 때 그 안의 당 녹말이 포도당으로 전환되는 것을 느리게 만들어 준다.

마침, 2024년 내 몸 실험기는 '혈당'이 주제였다. 식초가 혈당 수치에 영향을 주는지 내 눈으로 확인하고 싶었다. 모든 식사 전 식초 물을 마셨고 레드 발사믹을 곁들인 토마토 매리네

이드를 간식처럼 먹었다. 대부분의 혈당이 안정적이었던 것에 식초의 역할이 컸으리라 믿는다. 또한 매일 고강도의 운동을 해도 피곤함을 덜 느꼈다. 한의학에서는 식초를 고주(苦酒)라 하여 간을 해독하고 다스리는 약재로 꼽는다.

뭐 하나를 먹으면 '바르는 데도 쓰자'라는 주의인데, 종종 세안 후 식초 물을 화장 솜에 적셔 피부를 부드럽게 닦아 준다. 상처 치유에도 좋고 각질을 제거하며 유수분 밸런스를 유지하는 데도 도움이 된다.

이렇게 말하고 보니 식초가 만병통치약이라고 허언하나 싶지만 그래도 가공된 영양제가 아닌 자연에서 온 식품이라는 점에서, 건강기능식품을 여러 알 삼키는 것보다 낫지 않느냐고 말하고 싶다. 설령 내 식초 사랑에 공감하지 못하더라도 냉면에 한 방울, 초무침에 한 방울 떨어뜨렸던 식초가 이 글을 읽은 후 달리 보인다면 좋겠다.

pm 09:00

라푼젤이 피부도 좋더라

#빗질 #보디브러시

빗질조차 귀찮았던

딸들이 대부분 그렇겠지만, 어릴 적 내 헤어 스타일리스트는 엄마였다. 내 눈이 TV에 고정돼 있는 동안 엄마는 내 정수리를 노려보며 머리카락과 씨름했다. 열심히 빗질을 하고, 머리카락을 한 줌에 잡아 아주 높게 하나로 묶었다. 한 가닥의 잔머리도 용납하지 않겠다는 듯이 말끔하게 빗어 올려, 눈꼬리가 딸려 올라갈 정도로 꽉! "이렇게 해야 예뻐. 아, 예쁘다." 한결같은 스타일이었지만, 예쁘다고 하면 군말 없이 앉았다고 한다. 나이와 상관없이 예뻐 보이고 싶은 마음은 같나 보다.

어릴 때는 매일같이 했던 빗질이 나이 들수록 줄었다. 숱도

줄고 생머리였는데 잦은 염색으로 반곱슬로 변했다. 잔머리가 풍성하던 이마 라인은 양쪽 끝부터 휜 모서리를 만들어 냈다. 머리카락도 피부처럼 달라지는 게 신기하고 서글펐다.

빗질이 가져온 변화

친한 지인이 어느 날 머리를 시원하게 올려 묶고 나왔는데, 이마 라인의 잔머리가 자연스럽고 예뻤다. 나는 잘 몰랐으나 근래에 M자형 탈모가 생겨 고민이 많았단다. 어디서 주워듣기를 빗질이 얼굴 탄력을 유지하는 데 좋고 모근을 자극해 탈모 완화에 도움을 준다고 했단다. 그 말을 듣고 당장 실천에 옮긴 그녀는 머리를 감기 전과 감은 후, 자기 전에도 수시로 빗질했다. 3개월 정도 빗질을 열심히 하고 보니 자신도 모르게 조금씩 변해 있었다고.

그날부터 나도 화장대 깊숙이 있던 빗을 꺼내 들었다. 머리 앞부터 뒤통수를 지나 목덜미까지 부드럽게 빗었다. 꾸준히 빗질을 하고 가장 먼저 느낀 변화는 머리카락 두께. 빗질이 두피를 자극하면서 순환을 돕고 모근이 튼튼해진 덕분에 끊어질 듯 얇던 머리카락이 두꺼워졌다. 피지 분비가 원활해지면서 모발에 윤기와 탄력도 더해졌다.

이제는 빗질에도 노하우가 생겼다. 머리를 감기 전에는 빗질을 반대로 한다. 머리를 뒤집어 목덜미부터 앞머리까지 거꾸로 빗는다. 이렇게 해주면 눈가와 이마가 시원한 느낌이 든다.

두피가 얼굴 피부를 지탱하고 있어서 빗질을 잘하면 피부 탄력을 유지하는 데 도움이 된다. 두피부터 목 라인까지 부드럽게 빗는다. 두피에 더 강한 자극을 주겠다고 꾹꾹 눌러 빗으면 예민하고 연약한 두피가 손상될 수 있다. 머리카락이 푹 젖은 상태에서 빗질을 하면 모발이 상하므로 70~100% 말린 상태에서 빗질한다.

피부를 위한 건강한 자극

빗질이 익숙해졌다면 내친김에 범위를 넓혀보자. 30대에 들어서며 가장 많이 사용하는 도구 중 하나가 보디 브러시다. 솔을 코코넛나무 섬유로 만들어 부드러운 편인데, 피부가 예민해 이보다 더 부드러운 제품을 찾는다면 실리콘 브러시를 사용하는 것도 방법이다.

빗질과 마찬가지로 적당히 말랐을 때 하는 게 좋기 때문에 샤워 전에 보디 브러시를 사용한다. 발끝부터 어깨까지, 가슴과 배, 엉덩이 부위를 나누어 부드럽게 쓸어주면 3~5분이 지나 있다. 그다음 샤워하고 보습제를 바르면 훨씬 부드러운 피붓결을 느낄 수 있다. 보디 브러시를 사용하면 자극적인 제품을 쓰지 않고도 각질 제거가 가능하다. 또 피부 표면을 자극하면서 혈액순환에 도움을 준다.

우리는 생각보다 몸을 잘 만지지 않는데, 건강하고 아름답길 바란다면 약간의 자극이 필요하다. 나이 들수록 간지럼에 무뎌지는 것처럼 우리의 감각도 시간이 흐를수록 둔해진다. 둔해지는 기관에 적당한 긴장감을 더하는 것도 안티에이징 방법 중 하나. '고작' 빗질로 피부의 시간을 늦출 수 있다면, 지금 당장 빗을 들지 않을 이유가 없다.

pm 10:00

주변 환경과 위생을 내 피부처럼

#나이트케어루틴 #침구위생

예민한 피부의 빨간 신호등

붉게 솟은 여드름과 좁쌀을 뿌려놓은 듯 하얀 알갱이를 품고 자리 잡은 좁쌀 트러블. 트러블은 한 번 눈에 띄면 도무지 애써 모른척할 수가 없다. 그리고 이상하게 그 순간부터 크기도 더 커지고 색도 더 진해 보이기 마련이다.

피부 전문가의 말을 빌려보자면 절대 손으로 만지지 말고, 병원부터 찾아야 한다는 것을 우리는 모두 알고 있다. 하지만 세안 후, 거울 앞에서 다시 마주하면 '마치 내 화장대는 피부과처럼 위생적인 곳'이라고 확신하지 않는가. 그리고 트러블을 안고 살아온 기간을 따지자면 피부과 의사와 대면한 시간도 어언 100시간 이상은 가까이 되니 나도 반 의사가 되었다고 자부하기도 한다. 이제 면봉, 티슈, 소독솜, 압출기 등 내 트러블을 없앨 만한 장비를 찾는다. 그리고 트러블을 가만히 내버려두질 못하고 무언가 꼭 안에 들어 있을 것 같은 그 무언가를 찾아 파고 또 판다. 결국 다음날 일어나 보면 트러블이 더 커지거나, 큰 흉터로 번진 내 얼굴을 마주하게 된다.

최근 여름이 길어지면서 우리의 피부는 예민해지고 있고, 이에 발맞춰 뷰티 시장의 키워드도 속 건조, 진정 등 '트러블 완화'를 중심으로 변하고 있다.

흔히 연예인에 대한 착각 중 하나가 바로 '연예인들은 하루 종일 피부 관리에 힘을 쏟고 있을 것'이라는 생각이다. 물론 관리를 아예 받지 않는다고는 말할 수 없지만 연예인 중에서도 피부는 타고난 사람이 반, 노력한 사람도 반이다.

그녀의 나이트 케어 루틴은?

보통 뷰티 프로그램의 대부분은 광고로 이루어지는데, 방송이 만들어지는 과정은 다음과 같다. 우선 먼저 한 회차에 공통적인 품목을 정하는데, 이때 광고에 참여할 브랜드를 만나 그들이 어필하고자 하는 제품의 소구 포인트를 열심히 받아 적는다. 예를 들어, 정제수 없이 꽃수 100%, 유기농 라벤더에서 얻은 추출물, 원료를 쪼개 더 피부 깊숙이 들어가게 한다는 펩타이드 공법까지… 이제 나의 과제는 이 제품들을 어떻게 사람을 통해 매력적으로 보이게 만들 것인지 고민하는 것이다. 연예인이 받을 대본에는 단순히 제품 나열이 되어서는 안 되며, 앰플을 더 똑똑하게 쓸 수 있는 그 사람만의 독특한 루틴도 함께 전해져야 한다.

어느 여름, 뷰티 방송 프로그램에 들어오는 협찬 제품들은 가벼운 제형의 앰플, 피부 진정 효과가 들어간 시트 마스크가 주류였는데, 이날의 미션은 피부 친화적 성분으로 국내에서 독자적으로 개발된 수분 결합체를 보유한 앰플을 소개하는 것이었다. 특히 앰플은 특별한 성분을 통해 피부 속 깊숙이 침투해 눈부신 광을 선사한다고 말하는데, 프로그램 출연자 중 배우 이유비는 메이크업 전에 이 제품을 바르고 반짝이는 피부를 어필하기로 했다.

그리고 개그우먼 김지민은 해당 앰플을 나이트 케어 루틴으로 녹여냈다. 우선 그녀는 세안 후 피부 물기를 수건에 닦아내지 않았는데, 트러블 원인의 대부분은 바로 수분 손실이며, 수

건으로 닦으면 피부의 수분까지 날아갈 수 있기에 우리는 이에 포커싱했다. 곧이어 얼굴에 남은 물을 두들겨 흡수시키고 앰플을 2, 3회 레이어링 하여 얼굴부터 목 끝 라인까지 전부 흡수시킨다. 그리고 침대에서 페이드 아웃되는 것까지가 바로 우리의 임무였다. 그런데 제작진으로서 가장 감사한 순간이 왔다. 바로 소리 녹음이 꺼지지 않아, 그녀가 그녀만의 꿀팁을 전수해 준 것!

화장품보다 침구 위생

"여러분, 제가 트러블 유경험자로서 한 마디만 더 조언해 드릴게요. 세상에 좋은 제품은 정말 너무 많죠? 하지만 깨끗한 피부를 위해서는 위생이 정말 중요해요. 혹시 여러분들은 침구를 최근에 언제 세탁하셨나요?"

그러고 보니 그녀는 위생에 예민하다. 한때는 일 파트너로 만났지만, 지금은 내 인생의 최고의 베스트 프렌드인 그녀. 그래서 자주 같이 여행을 다니곤 하는데, 볼 때마다 그녀가 고집하는 루틴이 있었다. 바로, 마무리 세안은 꼭 생수로 한다는 것. 그리고 휴대가 가능한 얇은 베갯잇을 항시 갖고 다녔다. 왜

냐, '여드름이 올라올 느낌! 그 느낌 아니까~'. 그녀는 한때 좁쌀 같은 트러블이 얼굴을 장악한 적이 있다고 고백했는데 그때 강한 항생제, 값비싼 화장품보다 깨끗한 물로 세안하고 환경을 청결하게 하니 급격하게 줄어들었다는 것이다. 그날 이후 이 방법은 우리 가족 모두의 일상에 스며들었다.

여드름을 타파했다는 소문이 들리면 행동으로 옮기는 노력이 필요한데, 아무리 트러블을 해결하려 해도 도무지 나아지질 않았다면 당신의 침구 상태를 점검하는 것을 권한다. 베개 커버와 시트는 피부와 머리카락에서 나오는 땀과 기름이 안 묻을 수가 없고, 그 상태에서 계속 피부가 닿을수록 모공이 막히게 된다. 또 기름 성분에 애완동물 털과 같은 알레르기 유발 물질이 축적되면 피부 자극은 배로 늘어나고 진드기나 박테리아가 서식하기 좋은 환경이 된다. 또 우리는 못 느끼지만 수면 중에 흘리는 땀 배출량도 상당한데, 이 이야기를 듣고 나면 당장 침구를 세탁하지 않을 수 없을 것이다.

이후 그녀의 힌트로 나는 침구 알람 의식의 시간을 만들었다. 우선 아침에 일어나면 창문부터 연 후, 침구를 털어 주고 각을 맞춰 정리한다. 이 정리 과정에도 마음을 단정하게 하는 효과가 있다. 그리고 아침을 깨워 줄 페퍼민트 계열의 시원한 오일을 뿌린다. 자기 전에도 마찬가지인데, 정리가 된 침구여도 자기 전 창문을 다 열고 한 번 털어 준다. 그리고 그 위로 항균 효과와 릴랙스 효과가 있는 라벤더 오일과 같은 아로마 에센셜 오일을 한두 방울 떨어뜨려 준 후, 먼지가 다 달아났을 때쯤 마지막으로 창문을 닫고 잠자리 준비를 한다. 베갯잇과 시트는 1주일에 한 번, 이불 커버는 2주에 한 번 세탁하고 있다.

이 글을 읽는 순간부터 매일 밤 자신의 얼굴, 피부, 숨이 모두 닿는 자신의 침구류를 잠시 응시해 보자. 그리고 씻기자!

1 Day
내 몸이 쉬는 시간

#운동 #근육휴식

"난 네가 어제 뭘 했는지 알고 있지"

이른 아침, 한낮에는 눈이 부셔서 감히 바라보지 못하는 태양을 마주할 수 있는 시간. 붉은 태양을 보고 있노라면 마음이 충만해진다. 내 언어로는 '일출 샤워'라고 부르는 시간이다.

여름과 겨울이 분명한 한국에 머물 때는 잠자리에 들기 전 내일의 일출 시간을 확인한다. 계절의 변화가 크지 않은 싱가포르는 일출 시간도 일정한 편이다. 새벽 6시 30분쯤 집을 나서면 하늘이 핑크색으로 물들며 붉은 해가 기지개를 켜기 시작한다.

싱가포르는 면적이 작은 나라에 속한다. 서울보다 약간 크다. 싱가포르에서의 행동반경은 멀어봐야 집에서 차로 30분

거리. 한 달 중 보름을 싱가포르에 머문다고 하면 가장 많이 듣는 말이 "심심하지 않느냐"는 걱정이다. 작은 면적의 늘 비슷한 날씨, 변수가 적은 환경이지만, 나는 여기서도 꽤 재미있게 지낸다.

특히 늘 비슷한 시간에 해가 뜨는 게 너무 좋다. 덕분에 싱가포르에 머물 때면 일상의 루틴이 더 잘 유지되는 기분이다. 활동적인 사람들이 많은 거리에서 자극을 받아 이사 와 터를 잡자마자 헬스장과 요가원에 등록했다. 참고로 요가원은 내게 영어 듣기 연습도 가능한 곳이다.

낯선 도시가 차츰 익숙해지고 현지 사람들과 관계가 형성되면서 어찌나 입이 간지럽던지, 용기를 내서 어학원에 다니기 시작했다. 나와 비슷한 수준의 언어를 구사하는 사람들이 모여 저마다 매일 질문을 만든다.

"주말에는 뭐 했어?" "어제는 뭐 했어?" "수업 끝나고 어떤 계획이 있어?"

질문은 다르지만 내 대답은 뻔하다. '운동(exercise)'이 빠진 적이 거의 없다. 이제는 친구들이 자문자답하는 지경에 이르렀다. "어제 뭐 했어? 아, 난 네가 어제 뭘 했는지 알고 있지."

휴식도 운동이다

일주일에 5일은 근력운동을 한다. 하체, 등, 가슴, 몸통, 팔 이렇게 부위를 나누고 운동 순서를 정했다. 여러 곳을 한꺼번에 매일 자극하면 근육에 쌓인 피로가 풀리지 않아 역효과를 낼 수 있기 때문이다. 6일 차에는 근육을 이완하는 스트레칭과 유산소운동, 소근육을 주로 쓰는 요가에 집중한다. 7일 차에는 어떤 운동을 하느냐고? 안 한다. 무조건 휴식이다.

휴식도 운동의 한 부분이다. 막 운동에 재미를 붙이기 시작할 때 일이 있어 하루 쉬면 그게 그렇게 마음에 걸렸다. 운동 빼먹은 하루 이틀 때문에 도루묵이 될까 염려도 됐다. 그런데 운동을 하면 할수록, 내 몸의 작동 원리에 대해 알면 알수록 휴식의 중요성을 느낀다.

매일 운동한다고 근육이 빨리 생기는 것도 아닐뿐더러 쉬지 않으면 역효과가 난다. 근육통, 피로 누적으로 인한 면역 기능 저하, 질 낮은 수면, 근손실 등이 자연스레 따라온다. 또 이런 휴식 시간을 가짐으로써 되레 다시 한 주가 시작되었을 때 운동을 하고 싶은 마음이 솟구친다.

이제 막 운동을 시작한 사람이라면 '이틀 운동, 하루 휴식'

루틴을 권한다. 운동 경력이 오래됐다고 해도 일주일에 하루 정도는 쉬면서 몸이 회복할 시간을 확보하는 게 좋다. 휴식일에는 몸과 마음의 부담을 덜어야 한다. 움직이더라도 산책 정도가 좋다. 운동을 꾸준히 하려면 '운동해야 한다'는 강박을 벗어버리는 게 우선이다.

3장
도시인의 웰니스

웰니스 입문자라면, 건강한 식재료부터 운동 종류까지 내게 맞는 방법을 찾는 게 첫 번째다. 책을 읽고 정보를 수집하는 것도 좋지만, 다양한 경험을 할 때 진짜 나를 위한 발견을 할 수 있지 않을까? 당신이 머무는 곳이 도시라면 더욱 좋은 기회다. 도시에는 별의별 것이 다 있으니까.

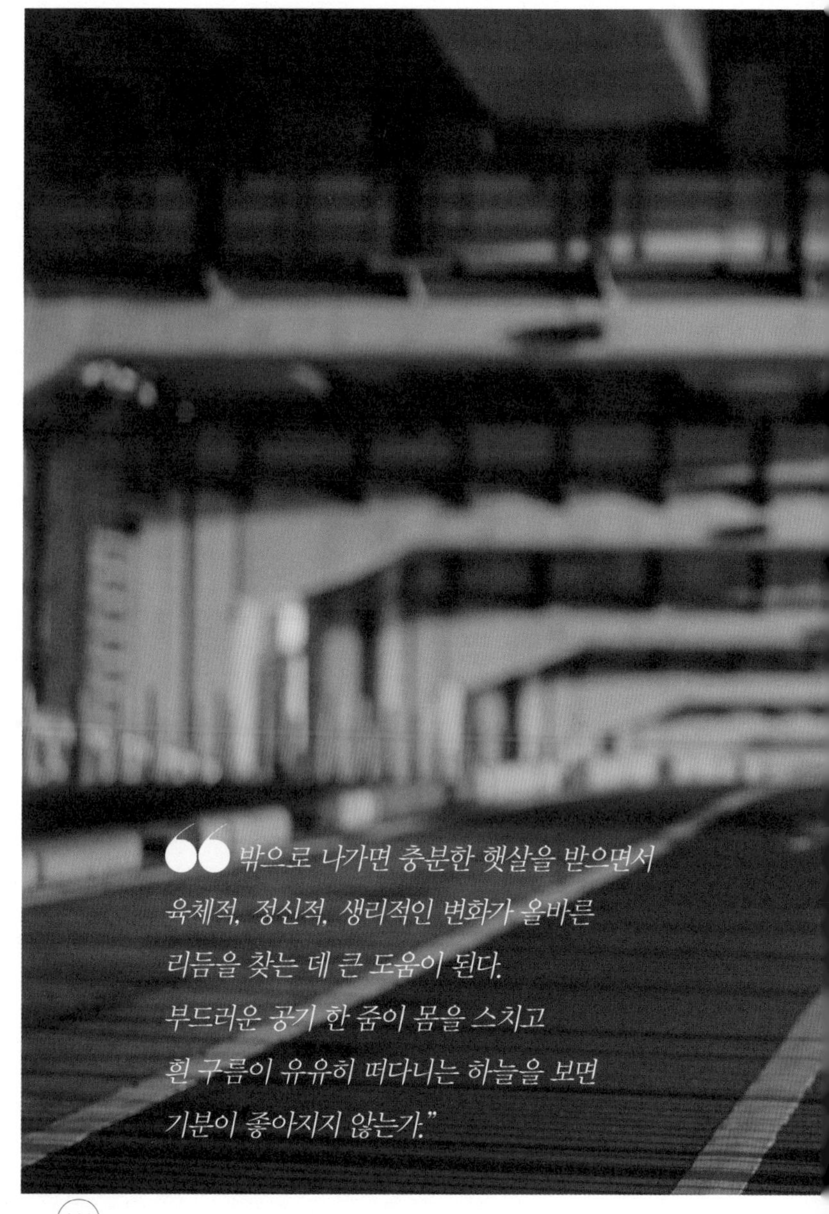
“밖으로 나가면 충분한 햇살을 받으면서
육체적, 정신적, 생리적인 변화가 올바른
리듬을 찾는 데 큰 도움이 된다.
부드러운 공기 한 줌이 몸을 스치고
흰 구름이 유유히 떠다니는 하늘을 보면
기분이 좋아지지 않는가.”

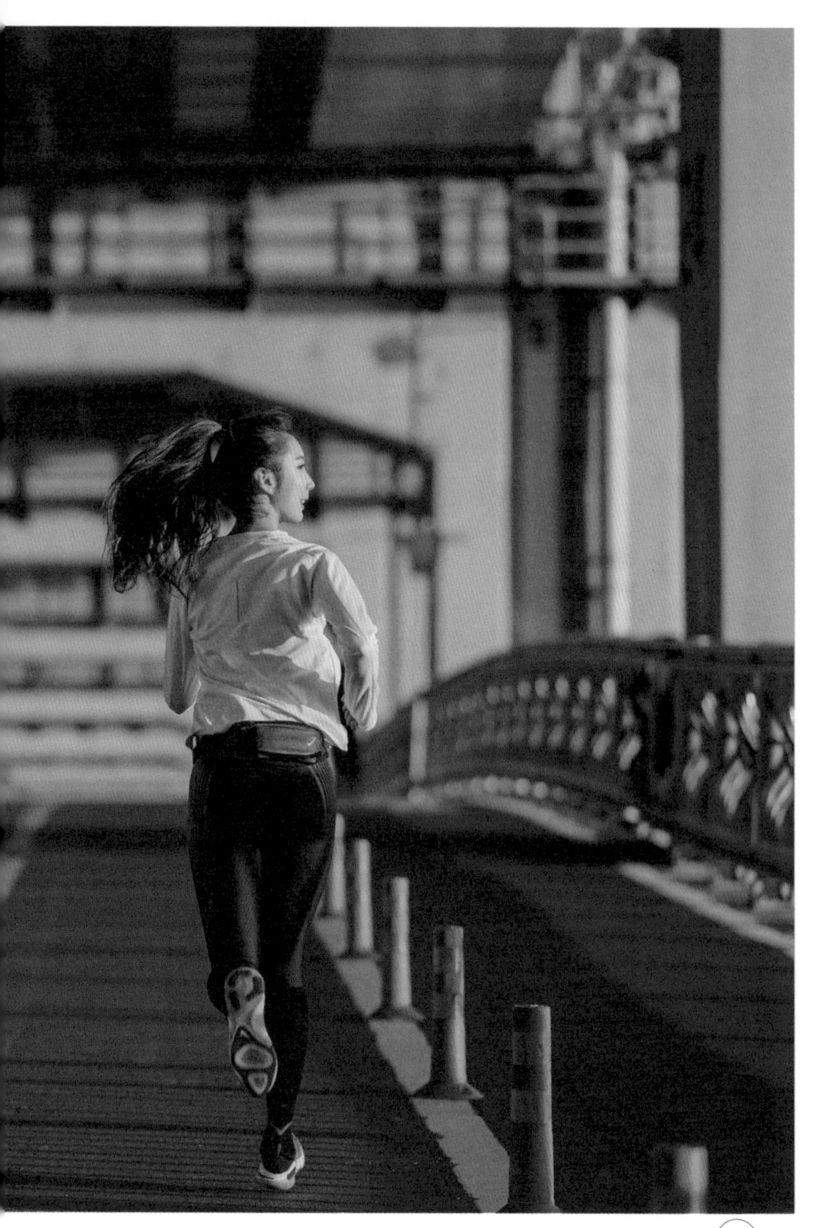

일단,
문밖을 나서면

#헬시플레저

건강을 위한 저마다의 '한 수'

정보 프로그램 건강 코너를 맡은 적이 있다. 그때 만난 사례자들은 하나같이 범상치 않아서 건강식 분야의 무림 고수 같았다. 쌈 채소가 인기일 때 섭외한 상추 고수는 아파트 방 하나를 통째로 상추 온실로 꾸몄다. 상추 화분을 가득 채워놓고 볕이 모자라면 경작용 특수 조명을 켰다. 사연자의 정성을 먹고 쑥쑥 자란 상추는 매 끼니 식탁에 올랐다. 상추쌈, 상추겉절이, 상추 분말을 넣은 밥까지 그야말로 상추밭이었고 사람은 물론 강아지도 상추를 먹었다. 그녀는 양치할 때도 상추 분말을 사용했다. 그녀의 상추 사랑에는 이유가 있었는데, 상추를 먹기 시작하면서 저혈압과 비만이 개선되고 고질병이 호전됐기 때문이다.

그녀 외에도 참외, 감, 돼지감자 등 다양한 식재료로 건강한 삶을 꿈꾸는 사람을 수없이 만났다. 그때는 사연자들이 행복감을 느끼는 것보다는 도를 닦고 있다는 느낌이 들었다.

이제는 건강 트렌드가 바뀌어 특정 식품이나 건강 방식이 큰 화제가 되진 않는다. '헬시 플레저(Healthy Pleasure)'라는 말도 생겨났다. 말 그대로, 건강을 위하는 어떤 방법이든 자신만 즐거우면 된다.

자신을 헬시 플레저라 부르는 한 지인은 커피를 줄이고 차의 세계에 입문했다. 찻잔과 테이블 등 다도 용품을 모으고 일본 홋카이도 지방의 귀한 찻잎을 공수하는 데 적잖은 수고가 들지만, 그 과정조차 그에겐 즐거움이란다.

이런 이야기를 하면 어떤 분들은 말한다.

"그것도 다 돈이 있어야 가능하죠."

내 대답은 이렇다.

"그렇다면 우린 돈 안 드는 헬시 플레저를 하면 되죠!"

내가 실천하고 추천하는 가성비 헬시 플레저는 '일단 나가는 것'이다.

외출과 건강의 상관관계

코로나19 팬데믹으로 외출이 제한됐을 때 세계가 '내 공간'에 주목했다. 홈 스타일링 산업이 때아닌 호황을 맞았고, 소중한 공간에서 누릴 수 있는 일도 참 다양해졌다. 홈 쿡, 홈 카페, OTT… 집순이, 집돌이들은 현관 밖을 나가지 않아도 바쁘다. 팬데믹이 풀린 지 오래지만 '오로지 나만을 위한 휴식'의 중요성이 많은 이들의 공감을 받으며 여전히 집이 최고라 말한다.

쉬는 건 물론 중요하다. 다만, 나에게 어떤 방식의 휴식이 더 어울리는지 탐색해 볼 필요가 있다는 거다. 퍼스널 컬러 진단을 받으러 가면 색이 다 다른 수십 장의 종이나 천을 얼굴 가까이 대본다. 그러고 나서 내게 어울리는 색상 한두 가지를 찾는다. 휴식과 건강관리 방법도 마찬가지. 웰니스 라이프에 발 한 번 담가 볼까 싶다면 내게 어울리는 솔루션을 탐색하기 위해 집 밖을 나서 보길.

밖으로 나가면 충분한 햇살을 받으면서 육체적, 정신적, 생리적인 변화가 올바른 리듬을 찾는 데 큰 도움이 된다. 부드러운 공기 한 줌이 몸을 스치고 흰 구름이 유유히 떠다니는 하늘을 보면 기분이 좋아지지 않는가.

외출은 수명과도 연관이 있다. 이스라엘 하다사 메디컬 센터(Hadassah Medical Center)의 제러미 제이컵스(Jeremy Jacobs) 박사 연구팀은 1990~2015년에 예루살렘 종단 연구에 등록된 70~90세 노인 3,375명을 대상으로 '얼마나 자주 외출하는지' 조사했다. 매주 6~7회, 매주 2~5회, 일주일 1회 미만의 세 그룹으로 나눠서 살핀 결과, 매일 외출한 노인의 사망 위험이 가장 낮았으며 거의 집을 나가지 않은 노인의 사망률이 가장 높았다. 건강에 취약점을 가진 노인에게 가장 큰 산소 역할은 외출이었다.

밖으로 한 발짝, 나를 위한 탐험 시작

20대 초반에 발을 들인 방송가는 정말 녹록지 않았다. 학업을 병행하며, 규칙 없는 업무 시간을 감당하려니 하루하루를 산다기보다 '버틴다'는 마음이었다. 프리랜서라는 불안정한 고용 형태도 불안을 키웠고, 엎친 데 덮친 격으로 급격히 가세가 기울어 '소녀 가장' 소리도 들었다. 내가 해결할 수 없는 문제에 시달리며 매일이 우울했다.

당시 서울 남현동에 살았는데 집에 가려면 유난히 키 높은 언덕을 넘어야 했다. 그때 맡은 프로그램은 팀 출근 시간이 늦은 편이어서 어쩌다 아침에 여유가 생겼다. 창문을 열면 새소리가 들려오고 간지러운 바람도 불어왔다. 어느 날 그 바람을 맞고 있자니 무작정 나가고 싶어졌다. 출퇴근할 때는 장애물 같던 둘레길 언덕을 걷는데 왠지 속이 시원했다. 이후 작은 이유라도 만들어 집 밖을 나섰다. 커피나 식료품을 사러, 계단을 오르러, 인터넷뱅킹이 아닌 은행 지점으로, 전자책이 아닌 종이책을 사러 서점에 갔다. 여러 가지 이유를 만들며 홀로 나섰다. 잠깐의 외출이어도 마음이 홀가분해졌고 잔인하게 나를 몰아붙이던 불행에서 생각이 환기됐다. 많은 정신과 전문의도 스트레스를 받을 땐 그 상황에서 물러나 정신을 환기하기 위해 외출을 권한다. 밖을 나선다고 해서 어디 멀리 떠나거나 오랫동안 나가 많은 사람을 만나라는 것은 아니다. 잠깐의 외출에도 스트레스 수치는 현저히 줄어든다.

헬시 플레저는 건강한 식재료부터 운동 종류까지 내게 맞는 방법을 찾는 게 첫 단계다. 한곳에 자신을 가둬두고 머무르기보다는 밖으로 나가 다양한 경험을 할 때 진짜 나를 위한 발견을 할 수 있지 않을까? 당신이 머무는 곳이 도시라면 더욱 좋은 기회다. 도시에는 별의별 것이 다 있으니까.

[서울]

도시의 피부 트러블을 없애고 싶어서

#플로깅

무작정 택배 상자를 들고 뛴 사연

하늘이 붉은 미소를 띠는 일출 무렵의 한강 둔치. 간단한 소지품을 넣은 러닝 벨트를 차고 발바닥을 단단히 밀어줄 러닝화를 신었다. 여기까지는 러너다운 단출한 착장이지만, 달리다 보면 점점 더 번잡스러워진다. 들거나 짊어진 쓰레기봉투 때문이다.

때는 6년 전쯤. 스웨덴에 사는 어떤 사람이 달리다 발견한 쓰레기를 주머니에 욱여넣었다. 주머니에 담지 못할 정도가 되자 바지춤에 끼워 넣거나 양손에 쥐고 뛰었다. 이 모습을 SNS에 남기며 그는 '#plogging(플로깅)'이라는 해시태그를 달았다. 플로깅은 스웨덴어의 '플로카 업(plocka upp, 줍다)'과 '조가(jogga, 조깅하다)'를 합성해 만든 '플로가(plogga)'의 명사형으로, '쓰레기를 주우며 조깅하기'라는 뜻이다. 호기심을 자극하는 낯선 용어에 SNS에서 플로깅을 검색해 보니, 게시물이 몇 건밖에 나오지 않았다.

온라인으로 얻을 수 있는 정보가 거의 없으니 내가 직접 해 보고 알아볼 수밖에. 아침 조깅 때 마땅한 쓰레기봉투가 없어서 택배 상자를 들고 뛰었다. 흘끔흘끔 나를 보는 시선이 느껴졌지만, 본래의 목적대로 달리면서 발견한 쓰레기를 열심히 주

싱가포르 플로깅

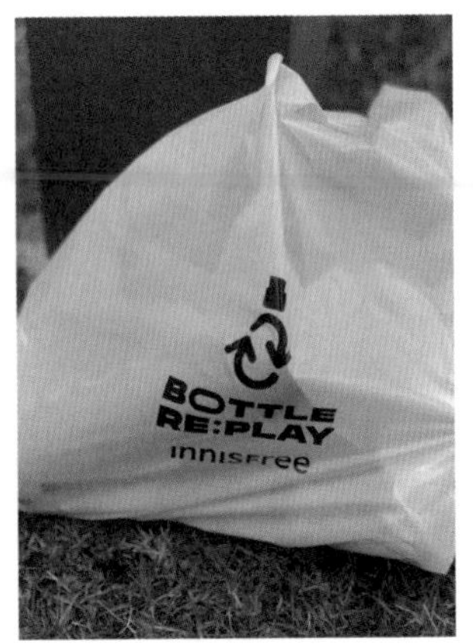

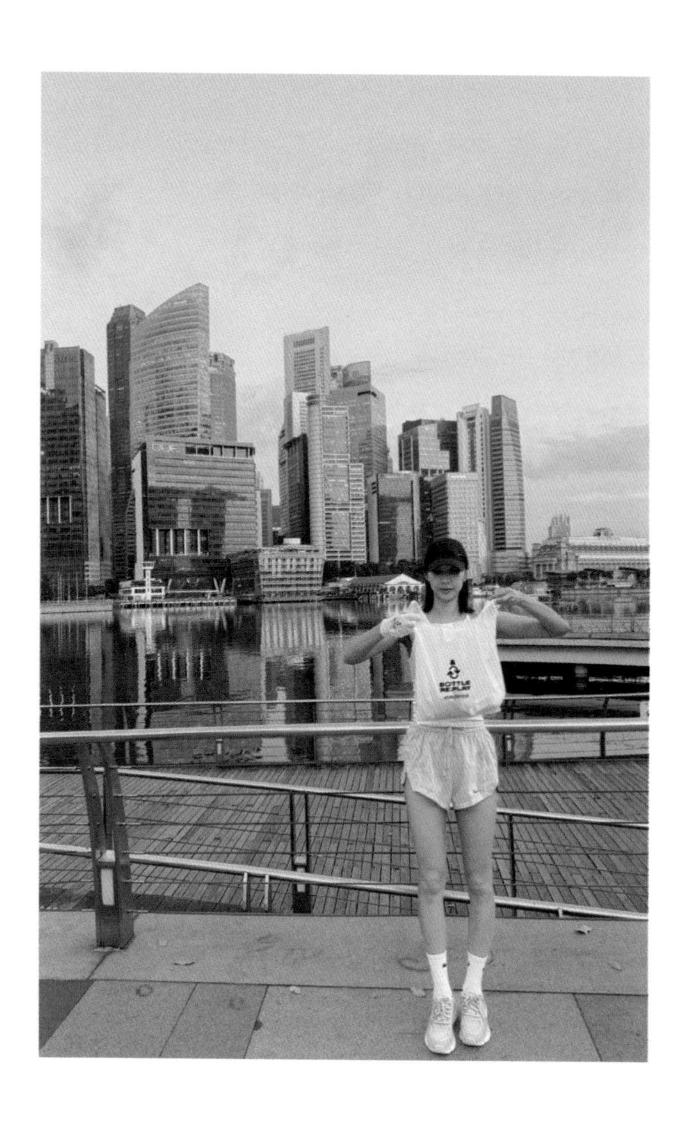
BOTTLE
RE:PLAY

웠다. 찾겠다고 보니, 길거리에 쓰레기가 어찌나 많던지. 누가 봐도 조깅 나온 것 같은 사람이 쓰레기 상자를 들고 숨을 고르니까 희한해 보였나 보다. 신호 대기에 걸려 멈춰 선 운전자들이 창문을 내리고 나를 신기하게 쳐다봤다.

도시에 빚을 갚는 마음으로

그렇게 실험하듯 도전한 플로깅은 2019년부터 일상이 됐다. 유산소운동을 위해 뛸 때는 물론이고, 여행 가서 산책할 때도 쓰레기봉투를 챙긴다. 플로깅을 하면 내 건강을 위해, 내 즐거움을 위해 이리저리 걷거나 뛰며 들쑤셨던 도시에 빚을 갚는 느낌이 들기도 한다.

아직 초보 러너일 때는 플로깅이 훌륭한 꼼수가 되어주기도 했다. 어쩌다 보니 달리기에 진심인 사람들과 자주 뛰었는데, 나를 배려해 자꾸만 돌아보거나 멈추는 그들에게 난 '쓰레기를 주워야 하니 먼저 가라'고 쿨하게 손을 흔들었다. 숨이 턱까지 차오를 때, 쉬면서 거리 정화도 하고 일거이득. 그런데 뉴스[1]를 찾아보니 일거삼득이란다.

플로깅을 할 때 쓰레기를 줍기 위해 일어났다 앉았다 하는

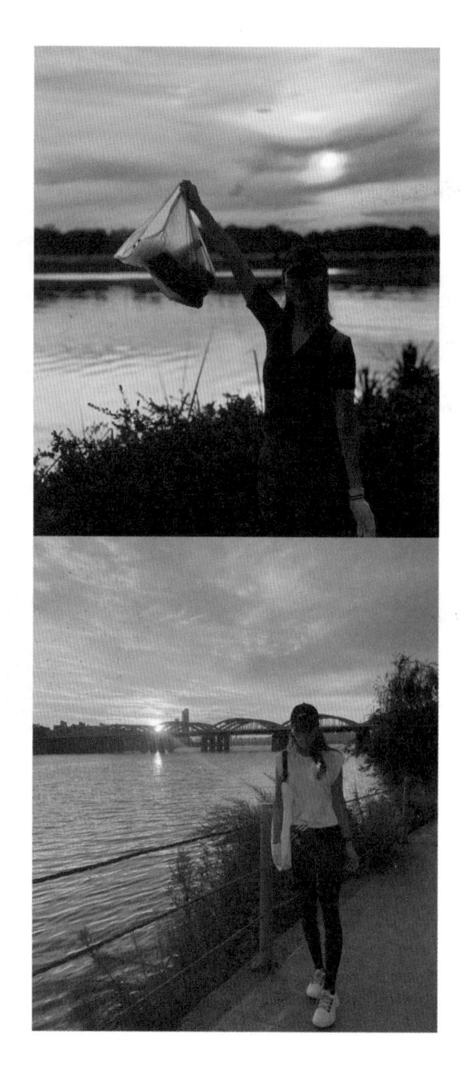

한강 플로깅

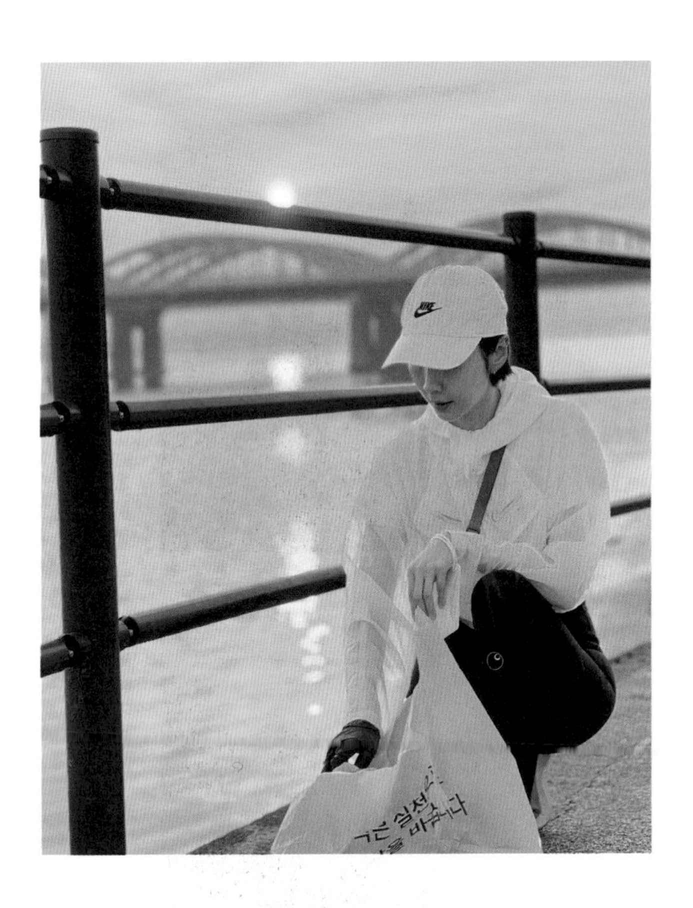

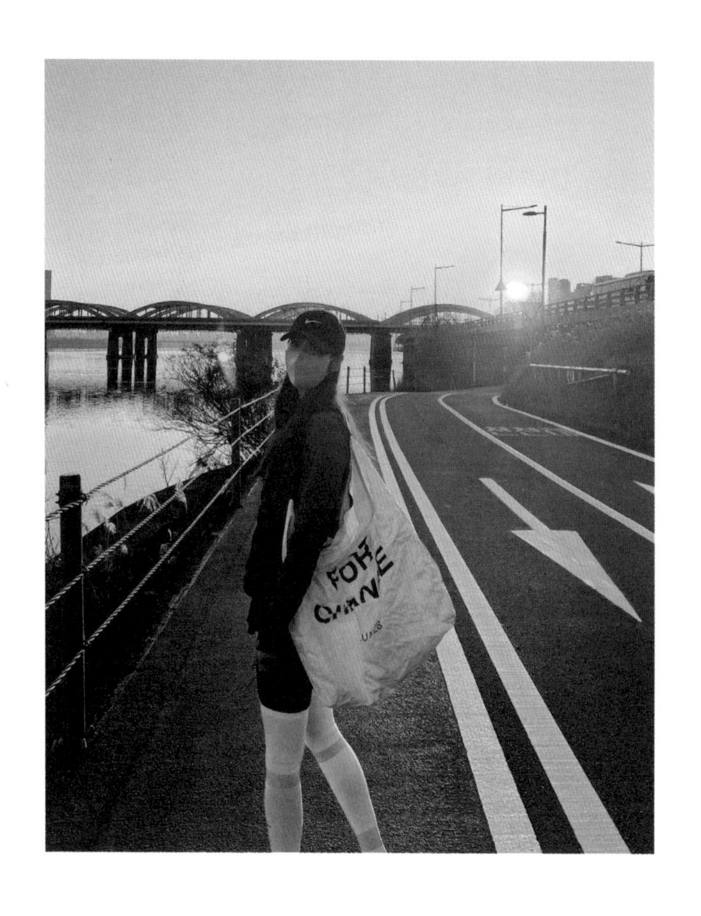

동작이 스쾃이나 런지와 비슷한 효과를 내고, 실제로 30분간 조깅만 했을 때보다 약 50kcal(기사 원문에는 '칼로리'라고 돼 있지만, 칼로리와 키로칼로리를 같은 뜻으로 쓰는 경향이 있고, 조건 상 키로칼로리가 맞아보인다)를 더 소모한다고 한다.

주변에 플로깅 예찬을 하고 다녔더니, 종종 함께하고 싶다는 반가운 연락을 받는다. 걷기 좋고, 강가나 녹지 등 풍경이 나쁘지 않은 곳이 어딜까 행복한 고민 후 쓰레기봉투와 집게, 목장갑을 야무지게 챙겨 나선다. 딱히 운동을 즐기지 않는 지인이라도 산책 겸 환경 정화도 할 수 있다고 하면 흔쾌히 동참한다.

때로 플로깅을 마칠 때쯤 실망하는 이들이 있다. 눈에 불을 켜고 찾았건만 얼마 줍지 못해 아쉽다는 것이다. 나도 초반에는 쓰레기를 줍는 보람에 무게가 실렸는데, 언젠가부터는 봉투가 홀쭉할 때 더 기분이 좋다. 나는 거리의 쓰레기를 얼굴 트러블에 비유하곤 한다. 트러블 없이 매끈한 꿀피부 같은 장소를 발견해 걷고 뛰노라면, 묵직한 쓰레기봉투를 들었을 때보다 더 개운하다.

플로깅이 이어준 이니스프리와의 만남

조용히 혼자서, 가끔씩 주변 사람들과 소규모로 해온 행동이 탄력을 받은 것은 이니스프리와의 만남 덕분이다. 자연주의 브랜드 이니스프리는 자연과 더불어 살기 위한 여러 도전을 끊임없이 해내고 있다. 인간의 욕망인 아름다움을 위해 환경오염을 일으킨다는 비난을 받는 뷰티 분야지만 환경 운동에 적극적인 브랜드들이 있는데, 이니스프리가 그중 하나다. 지금은 비교적 흔한 사업인 화장품 공병 수거도 이니스프리는 일찌감

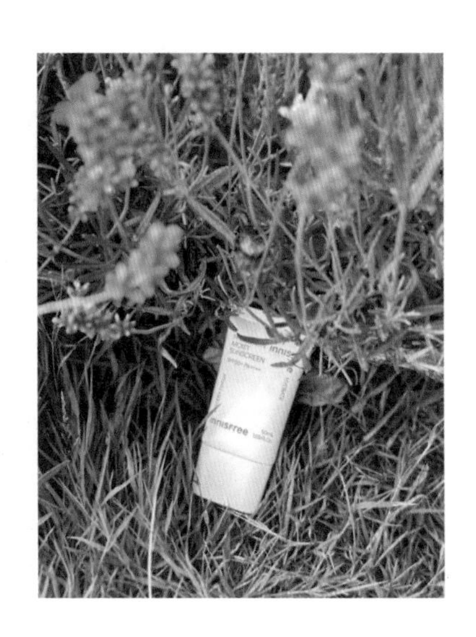

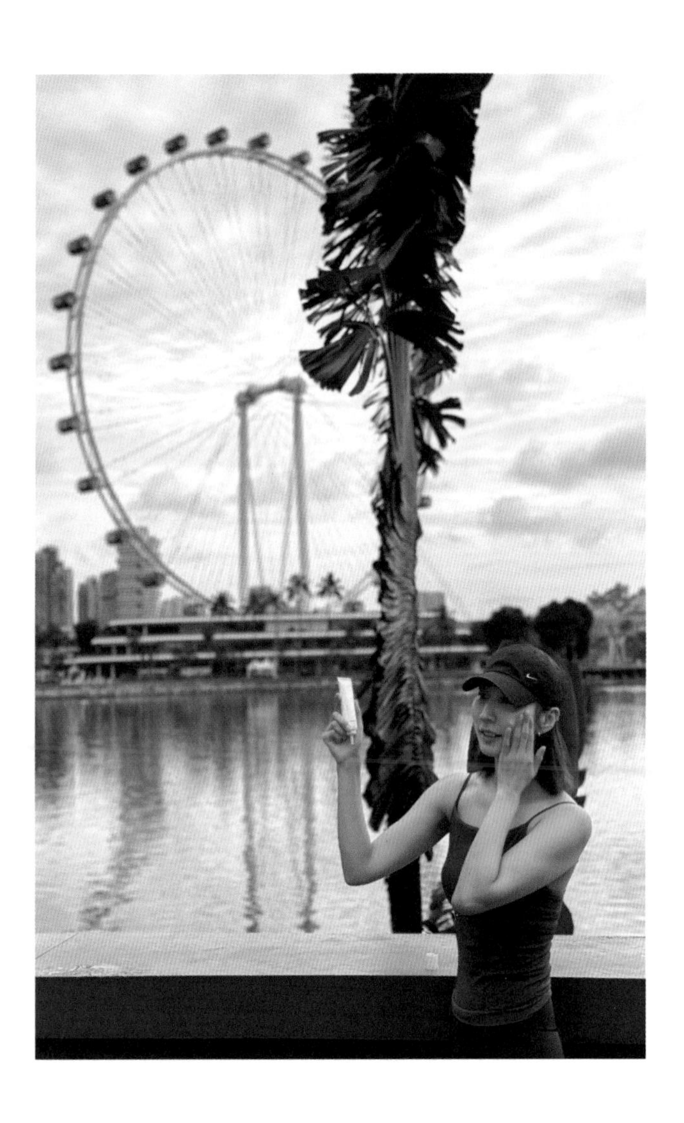

치 2003년부터 시작했고, 2011년부터 2024년 1월까지 수거해 재활용한 공병이 약 1,250톤[2)]에 달한다.

뷰티를 업으로 삼으며 환경에 부채감이 있는 나는 플라스틱 포장재 사용량 절감, 플라스틱 포장재 재활용 등 자연 선순환을 고집하는 브랜드가 그저 반갑다. 환경에 관심이 많은 사람뿐 아니라 일반 대중의 자연스러운 참여를 이끌어 낸 부분도 특히 마음에 든다. 브랜드가 걷는 길은 고됩지언정 참여자들은 쉽게 동참하도록 한 영리한 배려. 내가 닮고 싶은 부분이라 화장품을 고를 때 자연스레 이니스프리에 손길이 갔다.

게다가 짝사랑이 아니라 쌍방 통행이었다니. 이니스프리에서 앰배서더 러브콜을 받고, 연말 시상식 단골 멘트가 비로소 이해됐다.

"앞으로 더 열심히 하라는 뜻으로 알고, 더 열심히 플로깅에 나서겠습니다."

아침이면 캡과 용기의 분리배출이 쉽고 PCR 유리가 함유된 용기 속 그린티 히알루론산 세럼을 듬뿍 손에 덜어 얼굴에 수분을 더한다. 비건 인증 포뮬러의 자외선차단제를 두드려 바르고 생분해성 봉투를 포함한 플로깅 키트를 챙겨 거리로 나선다. 다 사용한 화장품 공병은 잘 모아두었다가 공병 수거처로

되돌려 보낸다. 나를 아는 이들은 익숙한 루틴이다.

이 모습을 계속해서 보여주니 나와 같은 사람들이 늘어나고 있다. 심지어 싱가포르에서까지 말이다. 플로깅 크루를 구성해 버려진 당구대 시트로 만든 재활용 캡을 쓰고 서울, 싱가포르 곳곳을 청소하고 화장대도 환경친화적으로 만들고 있다.

기업의 목적은 이익이고, 앞서 환경친화적이라 언급한 활동도 결국 매출을 위한 것이라고 이른바 '그린워싱(Greenwashing)'을 떠올리는 독자도 계실 듯하다. 하지만 이런 마케팅 수단은 환경에 대한 인식의 감도를 높여주기도 한다. 나 또한 그렇게 성장한 도시 컨슈머(consumer)다.

○

1) KBS [글로벌 돋보기] "새롭게 뜨는 운동 '플로깅'… 지구 위해 달린다"(2018. 07), <보그> "나와 지구를 위한 운동, 플로깅"(2021. 01)

2) 출처: 이니스프리 홈페이지

[싱가포르]

더운 바람과 찬바람, 양쪽으로 시달리는 내 피부엔

#약품일까 #화장품일까 #더마코스메틱

뷰티 분야에 분 초록 바람

회색 건물들 사이로 거니는 걸음에 생기가 없다. 저마다 개성을 입은 신발, 옷, 가방만 제 빛깔을 낼 뿐 모두 희고 거뭇한 마스크에 얼굴을 묻고 눈만 깜박이고 있다. 살갗이 닿는 것도 위협이 된다. 거리를 휘몰아치는 리듬의 노래들이 메아리가 되어 돌아온다. 거리가 텅 비어서일까. 거리를 밝히던 수많은 로드 숍도 작은 불씨처럼 몇몇만 남아 힘없이 버티고 있다. 검은 공실들이 알게 모르게 도심의 그림자가 되었다. 3년간 세계를 폭풍처럼 삼킨 코로나19 팬데믹 때 내가 기억하는 명동의 모습이다.

끝나지 않을 것 같았지만 마침내 일상이 돌아왔다. 그리고 사람들의 표정을 읽을 수 있게 되었다. 탈마스크가 가능해지며 명동의 화장품 로드 숍에 하나둘 불이 켜졌다.

K-뷰티의 성지인 명동이 이전의 활기를 찾는 가운데, 변화가 느껴진다. 거리가 초록초록하다. '자연주의', '자연으로부터 온', '오가닉', '비건 인증'. 초록색과 함께 이런 문구들이 벽과 통창에 붙었다. 세계인 전체가 크게 앓고 나서 '가장 중요한 건 건강'이라는 인식이 강해졌고, 자연스럽게 환경에 대한 관심도 늘어나는 추세다. 지구도 건강하길 바라는 마음, 오염된 환경에 뿌리내린 먹거리들이 내 몸에 좋을 리 없다는 염려 등이 더해진 반응이 아닐까.

먹거리에 더해 피부에 직접 바르는 화장품 또한 환경을 우선해 선택하는 소비문화가 급속도로 늘고 있다. 뷰티 시장에서 '비건 뷰티', '클린 뷰티'라는 키워드는 더 이상 외롭지 않다.

초록초록한 화장대, 하지만 내 피부엔 빨간 꽃이

내가 비건 뷰티 제품을 처음 접한 건 코로나19 이전, 미국 여행 때였다. 그때까지만 해도 우리나라의 뷰티 시장은 미백, 수분, 탄력 등 기능성 중심으로 어느 여배우의 '픽(pick)'인지가 더 중요했다. 반면 미국의 대형 뷰티 스토어에 진열된 대부분의 스킨케어 제품에는 유기농, 비건 인증 마크가 자랑처럼 붙어 있었다. '현지인들은 어떤 스킨케어 제품을 쓸까?' 호기심에 베스트셀러라고 돼 있는 3개 브랜드의 제품을 구입했다.

그중 한 브랜드의 에센스는 프랑스산 라벤더 추출물과 다양한 유기농 에센셜 오일을 혼합한 것으로 제품 용기에 촉촉한 피부를 만들어 줄 수 있다는 문구가 새겨져 있었다. 텍스트만 보면 한 번도 가보지 않은 프랑스 남부의 라벤더밭이 내 화장대에 펼쳐진 느낌이었다. 기분이라도 내보자는 마음으로 아낌없이 피부에 발랐다. '피부야, 이게 프랑스다!' 하면서. 하지만 바르고 난 후 온종일 피부가 가렵고 붉은 좁쌀 모양의 트러블이 이마와 뺨 위로 진하게 나타났다.

병원에서 스테로이드제를 처방받아 바르고 나서야 트러블이 진화됐다. 의사의 권유로 알레르기 검사도 해보았지만 특별하게 눈에 띄는 결과는 없었다. 그러면서 깨달은 점은 자연에서 온 추출물이라고 무조건 맹신하면 위험하다는 것. 내게 라벤더 알레르기가 없다 해도 그해의 기후, 환경, 재배 도구, 수

확 후 추출 과정 등의 요인이 나와 맞지 않으면 피부 트러블을 일으킬 수 있다. 문제는 어떤 부분이 트러블의 원인인지 정확히 알 수 없다는 점이다.

과학을 만난 뷰티

이 책을 쓰면서 피부 웰니스에 대해 고민을 많이 했다. 피부도 잘 쉬고 잘 먹어야 한다. 어떻게? 그 방법을 고민하다 내가 찾은 건 더마코스메틱(Dermocosmetic)이다. 더마코스메틱은 피부과학을 뜻하는 '더마톨로지(dermatology)'와 화장품을 뜻하는 '코스메틱(cosmetic)'의 합성어로 미국과 유럽에서는 '약국 화장품'으로 통하기도 한다.

뷰티를 업으로 삼고 있는 만큼 싱가포르에 터를 잡으면서 새로운 쇼핑몰을 갈 때마다 드러그스토어를 찾았다. 한국의 대형 드러그스토어와 마찬가지로 싱가포르 역시 더마코스메틱 열풍이 대단했다. 스킨케어 진열대 중 30%는 클린 뷰티 제품이고 70%는 더마코스메틱으로 채워져 눈길을 끌었다. 한국, 미국, 독일, 프랑스, 영국 등 나라별 더마코스메틱을 흔하게 찾아볼 수 있었다.

나는 피부에 트러블이 생기면 더마코스메틱 제품으로 초기 진화에 나선다. 엄밀히 따지면 더마코스메틱이 미용 제품은 아니다. 매끄러운 피붓결이나 광채 피부보다는 피부 건강을 회복하는 게 우선으로, 치료제는 아니지만 치료 목적의 약리 활성 성분으로 구성돼 있다. 피부 질환을 예방하기 위한 목적에 적합하다. 시장조사 전문 기관인 유로모니터 인터내셔널(Euromonitor International)이 발표한 바에 따르면, 스킨케어 제품을 구입하는 소비자의 초점은 즉각적인 미용적 변화보다 피부 건강에 집중되고 있다고 한다.

동물성 원료와 동물실험을 배제하고 자연 식물 추출물로 만든 제품이 윤리적인 소비를 이끌 수 있지만 한편으로는 작물 재배 과정의 토양오염, 수질오염을 지적하는 시선도 존재한다. 지속 가능한 환경을 위해서라면 '식물성'에 대한 과한 집착을 거두고 여러 대안을 검토하는 것도 좋지 않을까라는 생각이 든다.

안정성, 피부 건강에 대해 더 확고한 생각을 가지게 한 에피소드가 있다. 조심성 없는 성격 때문에 부상이 잦은 편인데 그날은 끓는 물을 손등 위로 쏟아버렸다. 순식간에 피부가 쪼그라들었고 통증이 심했다. 기본적인 응급조치를 하고, 화상 연고를 바를까 하다가 큰 효과가 없을 것 같다는 판단에 휴젤(Hugel)에서 만든 MD 크림(점착성 투명창상피복제)을 바르고 래핑했다. 그렇게 10일간 관리했더니 신기하게 피부가 눈에 띄게 개선됐다. 약품이 아니어도 피부 건강을 회복하는 데 진전이 있었다.

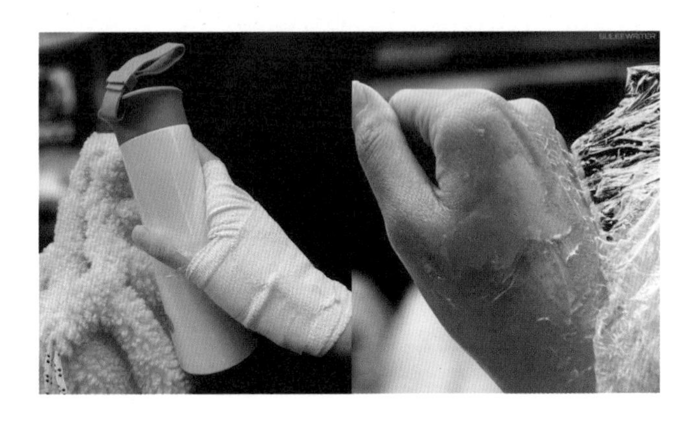

휴젤은 2001년에 국내에서 유일하게 일명 '보톡스'라고 불리는 보툴리눔 톡신(Botulinum Toxin)을 미국, 중국, 유럽에서 허가받은 기업으로 국내에서 유일하게 히알루론산 필러, 스킨부스터, 더마코스메틱 등 피부와 관련된 제품을 만든다.

히알루론산은 우리 몸에도 존재하는 성분으로 자기 무게의 최대 1,000배에 달하는 물을 함유할 수 있어 보습이란 키워드와 늘 함께 거론된다. 일반적으로 히알루론산은 화장품 원료로 많이 쓰이는데 휴젤은 3차 정제까지 한 REAL HA™라는 특허 성분을 보유해 히알루론산 제품에 사용하고 있다. 3차 정제는 특히 의료기기 수준의 정제 과정으로 고순도의 원료를 화장품에 사용해 진정한 클린 뷰티를 보여주고 있다.

더마코스메틱 제품들은 대부분 무색, 무취다. 노화, 여드름, 건선, 민감성, 자외선 차단 등 이들의 카테고리를 살펴보면 우리 생활환경에서 나타나는 일반적인 피부 질환과 함께 성장해 온 것을 알 수 있다.

여러 브랜드를 나열하기보다는 앞서 말한 브랜드로 예를 드는 것이 좀 더 쉽겠다. 더마코스메틱의 발전 가능성을 제3자의 입장에서 자세히 살펴볼 기회가 있었다. 바로 바이리즌 BR 브랜드 론칭 때다. 바이리즌 BR은 휴젤의 화장품 브랜드로 의료기기에 들어가는 기술력을 담았다. 그들의 가장 큰 노하우와 방향성은 '피부 속 개선'이다. 라인업을 만들 때 도시인이 갖고 있는 피부 고민을 그대로 담았다.

실내외 온도 차와 각종 카페인으로 인한 피부 수분 손실은 피부 밀도를 떨어뜨리고 일명 '속 건조'를 만든다. 이를 스킨 부스터로 타기팅한다. 계절과 상관없이 자외선 지수는 매년 치솟고 자연스레 피부는 주름, 기미, 잡티, 과도한 피지 분비를 일으킨다. 보통 이 문제성 피부를 피부과에서는 자극적인 레이저 혹은 주사, 시술로 대처한다. 이 브랜드는 이러한 비용과 시간을 덜어낼 수 있도록 한다. 결정적으로 우리의 문제는 많은 제품에 노출된 것이다. 피부가 소화할 수 있는 양은 한정적인데 스킨케어에서만 5단계까지 거치며 과식하는 경우도 있다. 과식을 거듭한 피부는 재생 주기를 잃어버린다. 바이리즌 BR은 피부 친밀도가 높은 성분과 다량의 히알루론산을 통해 잃어버린 턴오버 주기가 돌아올 수 있도록 돕는다.

싱가포르에서 생활할 때는 특히 스킨케어 제품을 세심하게 따진다. 평균온도가 30℃인 야외에서 열과 자외선에 자주 노출된 피부는 더위를 피한 장소에서는 에어컨 바람에 시달린다. 겉에는 유분이 많아 보이지만 속 피부는 땅기는 느낌? 이런 피부 상황에 맞춰 히알루론산이 풍부한 스킨 부스터와 '색소' 하면 떠오르는 글루타티온, 멜라닌 억제 조성물이 함유된 토닝 앰플을 주기적으로 발랐다. 저녁에는 피부에 건강한 막을 씌워줄 히알루론산, 세라마이드, 지방산 등이 함유된 크림으로 마무리했다. 생활환경과 그에 따른 내 피부 타입의 고민에 맞춰 제품을 사용할 수 있다는 데 큰 만족감이 들었다. 이러한 경험을 바탕으로 체득한 더마코스메틱의 장점은 오차가 없다는 것.

환경에 따른 피부 트러블에 더마코스메틱으로 대응하면서 스킨케어 과정이 간편해졌다. 피부는 여러 종류를 바르기보단 적당한 양을 톡톡, 공들여 흡수시켜 줄 때 제대로 포식한다.

스킨케어 제품을 단순하게 고르라고 권하고 싶다. 자신이 가장 오래 노출되는 환경을 점검하고, 그에 따른 내 피부 고민을 진단한 후 이를 집중적으로 해결하는 데 도움이 되는 제품만 우선 사용해 보기를 바란다. 원치 않는 과식에 조용히 괴로워하던 피부는 안정을 찾고, 다 쓰지도 못한 화장품들이 쌓여 가던 화장대나 피부 고민으로부터 해방 일지를 쓸 수 있게 될 것이다.

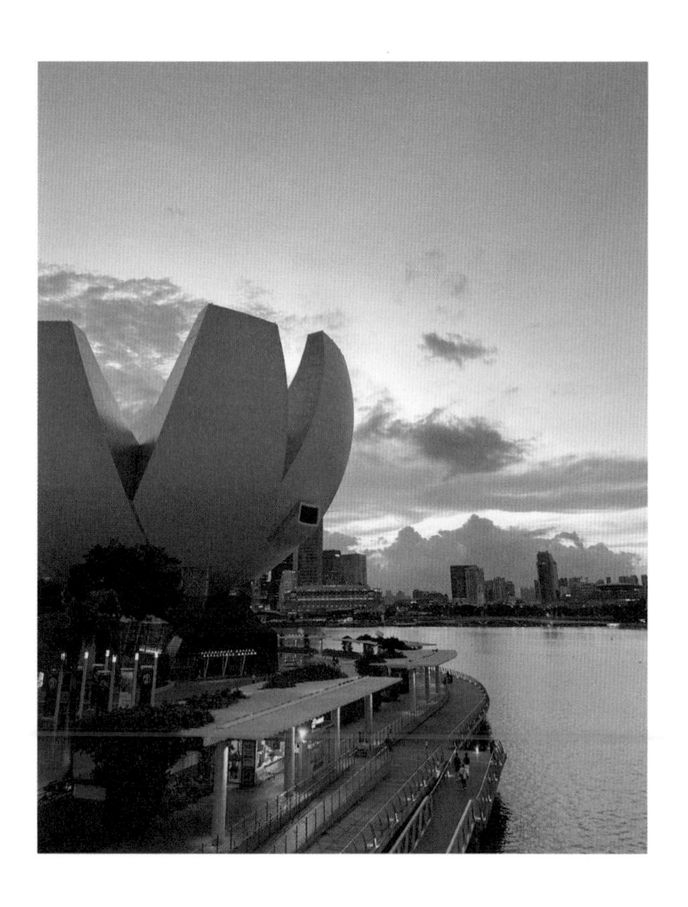

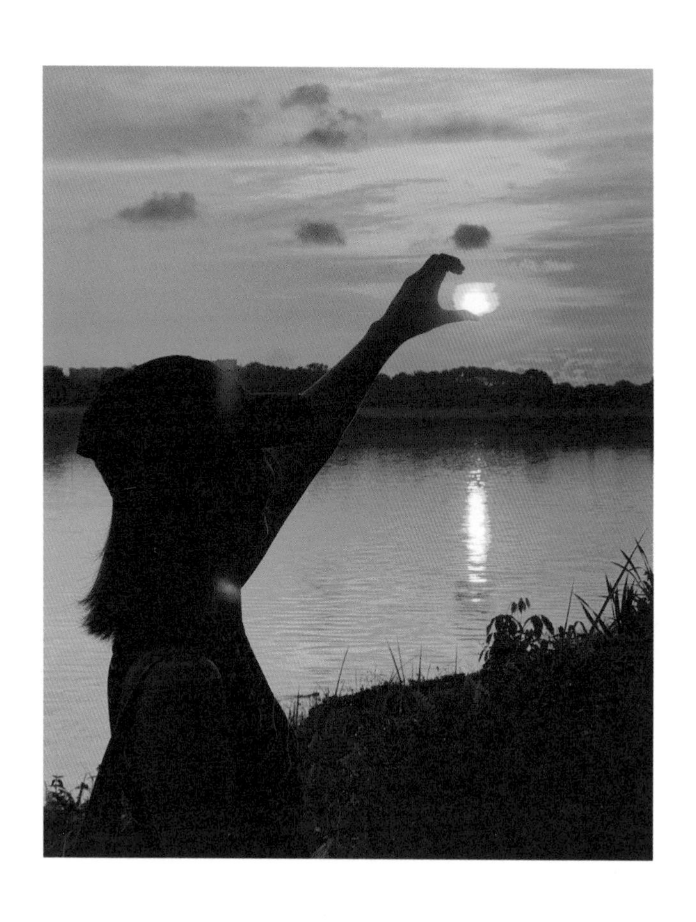

[싱가포르]

어쩌다 만난 도시의 별

#불꽃놀이대신 #드론쇼

마리나 베이 샌즈에서 영접한 푸른 용

194m의 까마득히 높은 다리 3개가 큰 배 한 척을 받치고 있다. 싱가포르의 랜드마크인 마리나 베이 샌즈(Marina Bay Sands)다. 내 달리기 코스 중 하나인 이곳은 끝없는 바다 혹은 하늘로 항해를 떠나는 듯한 활기찬 분위기가 두 발에 탄력을 더한다.

평소에도 사람이 적은 편은 아니지만, 싱가포르에서 맞이한 2024년 설, 가족들과 함께 찾은 그곳은 정말 대단했다. 한 해의 소원을 담은 다양한 오브제와 설렘 가득한 도시, 그 가운데 마리나 베이 샌즈에는 한국어·중국어·영어·일어·베트남어 등 수많은 언어가 한데 모였다. 싱가포르살이를 하면서 그렇게 많은 사람을 본 날도 처음이었다. 파도처럼 밀려오는 군중에 휩쓸려 가던 중, 갑자기 사람들이 멈춰 덩달아 우리 일행도 꼼짝없이 서버렸다. 어찌 된 영문인지 파악도 하기 전, 군중 속에서 함성이 터져 나오더니 사람들이 휴대폰을 하늘로 향해 들었다. 주변의 시선을 좇아 우리도 하늘을 올려다봤다.

드론으로 만든 잉어가 검은 밤을 헤엄치고 있었다. 잉어는 곧 푸른 용으로 변하더니 여의주를 찾아 거대한 몸을 움직였다. 마침내 여의주를 얻은 용은 꼬리로 2024 숫자를 만들었다가 그림을 그렸다가 하며 바삐 날았고, 그 황홀한 움직임에 따라 함성이 터져 나왔다.

이토록 많은 사람이 모인 이유가 저 용 때문이었을까? 나중에야 알게 된 이 쇼의 이름은 '용문의 전설(The Legend of the Dragon Gate)'. '등용문하다(용문에 오르다)'라는 표현의 유래가 되는 전설을 재현한 드론쇼로 무려 1,500대의 드론이 동원됐다고 한다.

10분 남짓의 짧은 순간, 시끌벅적한 도시에서 또 다른 세계로 나아가는 기분이 들었다. 마치 도시가 나에게 준 뜻밖의 선물 같았다.

불꽃놀이 대신 띄운 별

꺼지지 않는 가로등과 네온사인, 거리를 떠도는 차와 오토바이의 소음, 밝은 빛을 품은 건물들이 꽉 찬 도시에서 우리는 별을 잊었다. 별보다 반짝이는 게 많으니 하늘을 올려보는 일도 흔치 않다. 그래도 별을 보고 싶은 사람들은 아름답고 고요한 밤을 좇아 캠핑을 떠나거나 귀촌을 한다.

별의 부재는 도시인에게 익숙하다. 검은 밤을 채우려 축제 때마다 불꽃을 쏘아 올리는 것도 그 때문일까? 불꽃놀이를 하는 동안 눈은 즐거우나 화재 위험, 환경오염, 소음 등이 문제다. 여의도 가까이에 살면서 불꽃놀이 기간만 되면 형형색색의 화려한 모습에 감탄하지만 다음 날까지 날리는 재 가루를 감수해야 했다.

더욱 화려한 불 쇼를 위해 화학물질을 태우는 동안 이산화질소, 산화질소, 유독성 물질이 배출된다. 캘리포니아대학교 데이비스캠퍼스(University of California, Davis)의 타호 환경연구센터(Tahoe Environmental Research Center) 교육·홍보 책임자인 헤더 세갈(Heather Segale)은 "불꽃놀이는 중금속, 온실가스, 독성 화학물질을 만들어 낸다"라며

"매년 더 많은 폭죽을 터뜨릴수록 호수에 더 많은 환경오염 물질이 쌓인다"고 발표한 바 있다.

불꽃놀이의 단점이 더 크게 조명되는 가운데, 변화의 바람이 불어오고 있다. 굉음 없는 드론이 도시의 하늘을 날며 축제 기분을 더한다. 미국은 독립기념일마다 대규모 불꽃놀이를 진행하는데 2023년부터는 소음 공해를 비롯한 환경적 부담이 적은 드론 쇼로 불꽃놀이를 대체했다.

웰니스를 추구한다면 자연에 가까이 가야 한다는 인식이 크다. 하지만 현실이 녹록지 않을뿐더러 '도시 생활을 접고 자연인이 되는 것만이 답일까?'라는 의문이 든다. 도시 안에서도 자연을 누릴 수 있고, 모자라는 즐거움은 다른 것으로 대체할 수도 있다. 별을 대신한 드론처럼 말이다.

싱가포르에는 높은 산이 없다. 대신 인공 정원이 크고 야생동물도 많다. 변화무쌍한 도시 속에 자연이 다양한 방법으로 존재한다.

독자 여러분이 거주하는 도시가 답답하다 느껴진다면, 잠깐씩이라도 도시 탐색에 나서 보기를. 익숙해서 더 눈여겨보지 않았던 구석구석에 숨통을 틔울 만한 요소들이 반드시 숨어 있을 것이다.

[싱가포르]

평지 수련법

#뛰지않아도괜찮아 #싱가포르 #걷기코스

당신도 모르게 '오운완'

발뒤꿈치부터 지면에 닿는 느낌이 들 때 곧바로 앞꿈치로 힘을 실어 보낸다. 몸통은 딱딱하게 힘이 들어가 단단한 막대기가 되어 어깨와 머리도 곧게 하늘을 향해 뻗어나가고 있다. 두 팔은 자연스럽게 흔들린다. 전문가들이 권하는 가장 좋은 걷기의 자세다.

매일 운동하는 나를 보고 놀라며 "저는 운동을 일절 안 해요. 숨쉬기뿐"이라고 말하는 지인들이 종종 있다. 그러면 나는 반색하며 지금 나와 만나기까지 계속 운동한 거라고 답한다. 부득이한 사정이 있는 게 아니라면, 하루에 단 한 걸음도 걷지 않는 사람은 드물다. 운동과 담쌓았다고 여기는 분이 있다면,

걸을 때 속도만 살짝 올려 보자. 일상의 움직임에 속도나 무게를 가볍게 더하면 그게 바로 운동이다.

운동이 숫자에 얽매이면…

나도 한때 '걷기'는 운동이 아니라고, 경보나 달리기 정도 돼야 칼로리를 태울 수 있다고 생각했다. 그래서 '운동'하는 날에는 이를 악물고 뛰었다. 숨이 차게 뛰는 동안 복잡한 머리를 비울 수 있고, 내 몸처럼 붙어 다니는 휴대폰을 잠시 떼어내 '디지털 디톡스'를 하려는 심산도 있었다.

그런데 손목에 찬 스마트워치가 복병이었다. 다리가 저릴 정도로 열심히 뛰었건만 거리와 페이스를 의미하는 숫자가 내 기대에 못 미쳤다. 운동 후 개운해져야 할 머릿속에 '이것밖에', '고작' 따위의 부정적인 표현들이 떠올랐다. 운동에 대한 만족도는 러닝 앱의 기록이 결정했고, 더 나은 기록을 내야 한다는 조바심이 들었다.

'1km를 6분 안으로 뛰어야 해.'

이런 강박을 부추기는 데 스마트워치의 부지런한 알람도 한몫한 것이, 전날보다 덜 움직이면 굳이 또 그걸 지적한다. 첨단

기능에는 죄가 없으나, 내겐 건강을 위해 채운 스마트워치가 스마트 족쇄처럼 느껴져 큰맘 먹고 벗어버렸다.

아직은 손목이 허전한 어느 날, 날씨가 너무 좋아서 삼각지역에서 일을 마치고 한강대교를 건너 집으로 향했다. 약 4km를 분과 초에 구애받지 않고 느긋하게 걸었다. 하늘도 보고 강도 보고, '아, 날씨 좋다'는 감상 외엔 별다른 생각 없이. 이것도 운동이 되는지 몸에 피가 도는 느낌이 들었고, 집에 돌아왔을 땐 휴식을 취한 듯 몸이 가뿐했다.

길이든 인생이든 나만의 속도로 걷기

마치 운명처럼 그날 이후 읽은 책에서 장수의 비결로 '걷기'를 꼽았다. 빠르든 느리든 걷기만으로도 건강관리와 치매 예방에 도움이 된다고 한다. 이 부분에 영감을 얻어 어떻게든 걷기의 장점을 더 알아내려고 자료를 찾았다. 그리고 마주한 결과 중 하나다.

미국 국립암연구소가 40세 이상 남녀 50명을 대상으로 1일 걸음 수와 사망률의 관계를 조사한 결과, 걸음 수가 많을수록 성인 1,000명당 연간 사망률이 낮았다. 단, 1만 보를 넘으면 그

보다 훨씬 더 걷는 경우와 비교해도 사망률에 큰 차이가 없었다. 때문에 연구진은 적정 걸음 수로 1만 보를 권했다.

한편 조급하게 걸으면 오히려 혈관에 부담을 주니 적당한 자신만의 속도를 찾으라고 전문가들은 권한다.

나는 늘 내 행동에는 이유가 있다고 말한다. 그 때문에 '내가 가장 많이 내는 화는 합리화'라는 놀림도 받았다. 이런 합리화의 일환으로, 나는 굳이 뛰지 않아도 될 이유를 찾았다.

매일 걷기를 목표로 하되 1일 4,000보쯤으로 기준을 낮게 잡고 마음이 내키는 날은 더 걷는다. 걷기의 최고 장점은 마음 비움이다. 명상원에 가서도 다른 이들은 무의식의 세계로 빠져들 때, 힐끔힐끔 시계 초침을 확인한 나였다. 그렇게나 어렵던 명상이 걸을 때는 자연스럽게 됐다.

일상에는 자극거리가 너무 많다. 헬스장의 심박수를 흔드는 음악, 언제든지 볼 수 있는 휴대폰, 주변의 말소리와 시선, 자극적인 뉴스를 뿜어내는 미디어 등. 산책을 하면 이로부터 벗어날 수 있고 금세 평온해진다. 따라서 내가 생각하는 현대인의 완벽한 수련법은 걷기다.

싱가포르에서 '길멍'

싱가포르살이에서 가장 만족하는 부분은 걷기 좋다는 점이다. 글로벌 경제도시의 위용을 자랑하는 대형 쇼핑몰이 많고 대중교통 인프라가 잘 갖춰져 있다. 볼거리도 가득하다. 무엇보다 경사진 길이 적고 대부분 평지라는 점이 걷기에 완벽하다.

늘 여름인 나라에서 어떻게 걷느냐는 질문도 받는데, 후끈하게 달아오른 길을 걷는 건 생각보다 잠깐이고, 쾌적한 공기의 쇼핑몰이나 건물 통과하는 게 자연스럽다. 이런 게 도시 걷기의 장점이 아닐까? 싱가포르에 머물 때면 하루 1만 보는 기

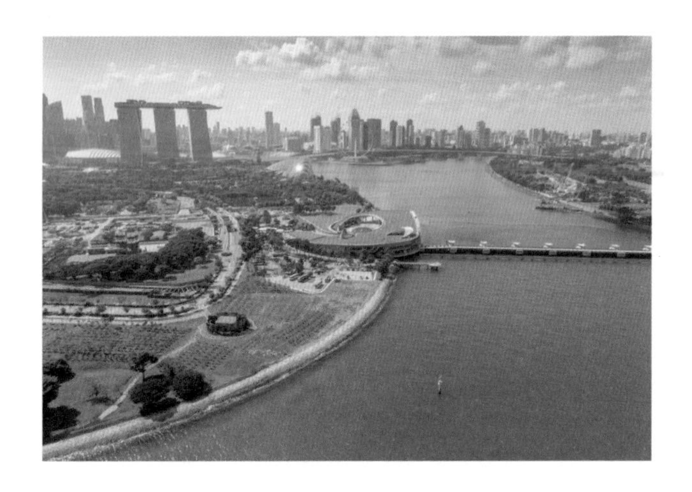

본으로 걷는다.

걷다 보면 우리가 흔히 '공해'라고 여기는 것들에서 해방되는 느낌이다. 소음도 잊고 '길멍'을 한다. 오로지 걷는 내 몸에만 집중하며 길멍하다 보면 단단해진 코어만큼 온몸의 근육도 조화를 이루어 커진다. 몸 선을 흐트러뜨리는 셀룰라이트도 사라져, 몸이 탄탄해졌다는 소리도 들을 수 있다. 스스로 극복해 내야 할 일이 있다면 짧게라도 걷는 습관을 들여 보자. 길멍하는 동안 고민은 사라지고, 문제 해결에 보탬이 될 체력과 단단한 마음을 얻을 수 있다.

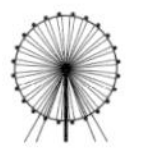

싱가포르 걷기 추천 코스

＊ 구글맵 기준

자연+랜드마크

- ○ 레드닷 디자인 박물관(Red Dot Design Museum)
- ○ 마리나 베이 샌즈 쇼핑몰(The Shoppes at Marina Bay Sands)
- ○ 아트사이언스 박물관(ArtScience Museum at Marina Bay Sands)
- ○ 문게이트 가든 베이(MoonGate Garden Bay)
  ＊이쯤 스타벅스가 위치해 휴식하기 좋음
- ○ 인디언 가든(Indian Garden)
  (1.7km 약 20분)

랜드마크+다양한 건축물

- ○ 시청역(City Hall MRT Station)
- ○ 세인트 앤드루 성당(St Andrew's Cathedral)
- ○ 내셔널 갤러리 싱가포르(National Gallery Singapore)
- ○ 래플스 동상(Original Statue of Sir Stamford Raffles)
- ○ 캐버나 다리(Cavenagh Bridge)
- ○ 래플스 플레이스 MRT역(Raffles Place MRT Station)
  (1.7km 약 20분)

자연형

- ○ 부킷티마힐(Bukit Timah Hill) 정상까지 2.6km(약 50분)

[서울]

도시인의 해발 600m 산행

#언덕부터 #악산까지
#산이넘치는데 #보고만있으랴

'할 수 있을까?'에서 '할 수 있네'로

코로나19로 인한 거리 두기로 실내 시설은 부담스럽고 풀 냄새는 맡고 싶을 때, 서울에서 그나마 숨통 트일 수 있는 장소는 한갓진 산이었다. 자연을 좋아하는 나도 이전까지는 등산을 즐기진 않았다. 농담 반, 진담 반으로 '산은 그저 멀리서 볼 때 아름답다'고 말하곤 했다. 등산은 중년의 취미로 여겨졌지만 팬데믹을 계기로 등산객 중 젊은 층의 비중도 꽤 커졌다.

이실직고하자면, 매일 운동을 하니까 서울 산 등산쯤이야 거뜬할 거라고 생각했다. 운동 메이트인 모델 송해나 언니와

호기롭게 청계산(해발 618m)을 대낮에 오른 그날 전까지는. 분명 쉬운 코스라고 들었는데, 우리는 첫 산행에서 정상까지 고작 100m 남기고 돌아왔다. 그리고 다음 타깃은 청계산보다 낮은 용마산(해발 348m)이었다. 통기성 좋은 옷에 러닝화 정도면 괜찮겠지 했는데 웬걸, 바윗길이 미끄럼틀 같아서 기어 올라가 기어 내려왔다. 산행 후 곧장 등산화를 구입했다.

산 하나를 만날 때마다 배움을 얻었다. 등산으로 얻는 묘한 성취감도 매력적이다. 산을 오르기 전의 '할 수 있을까'라는 의심이 정상에 올라 '할 수 있네'라는 자신감으로 바뀔 때 짜릿했다. 그래서 우리는 서울의 산을 오르고 또 올랐다.

함께 오를 동료가 있다면

서울에서는 어디서든 산이 보인다. 도시에 개성과 등산 난이도가 다른 산이 이렇게 많다는 건 내겐 참 고마운 일이다. 산을 타며 하늘에 가까워질수록 숨이 가쁘고 말수가 줄어든다. 주변을 돌아볼 여유를 잃고, 앞서가는 사람의 뒤꿈치만 보며 오른다. 힘들지만 함께 땀 흘리며 같은 목표를 향해 가는 동료가 있다는 사실만으로도 마음 건강에 긍정적인 영향을 준다.

답답한 시기에 밖으로 나서고 싶어 선택한 산행은 자연스럽게 또 다른 선물을 주었다. 체력은 늘고 체중은 감소했다. 주 1~2회 꾸준히 산을 올랐는데 처음보다 또 지난주보다 훨씬 가파른 언덕에서도 온화한 숨결을 만날 때 신기했다. 종아리, 대퇴부, 엉덩이 등 큰 근육을 쓰다 보니, 같은 시간 걸을 때보다 칼로리 소모량이 두 배였고 자연스럽게 기초대사량이 늘었다.

오르막길을 가는 모습을 상상해 보자. 경사진 산을 오를 때 몸은 자연스럽게 앞으로 기울며 배에 힘이 들어가게 된다. 고르지 못한 땅에서 중심을 잡기 위해 알게 모르게 모든 균형감각을 끌어모은다. 이때 뇌에서 척수로 균형을 유지할 수 있도록 신호를 보내는데, 이 집중하는 과정이 곧 생각과 감정의 평온함을 느끼며 일명 '명상의 단계'에 이르게 한다. 복잡한 생각이 있어도 안전하게 잘 오르고 싶다는 마음으로 정상을 향하고 그동안 머리는 비워진다. 마침내 정상 비석 앞에 섰을 때는 나도 모르게 내 발길이 그곳에 닿았음을 느낀다. 이때의 짜릿함은 등산을 경험한 사람이라면 모두 공감할 것이다.

이 장점을 제대로 느낀 지는 얼마 되지 않는다. 한때 모든 산을 정복하고 싶다는 괜한 욕심이 있었다. 또 자주 가는 산에서는 소요 시간을 단축하겠노라며 과거의 나와 쓸모없는 경쟁을 하기도 했다. 그러다 해발 1,288m(주봉인 비로봉 기준)인 치악산을 오르며, 산은 감히 경쟁하는 곳이 아니라는 점을 절실히 느꼈다. 누구보다 빨리, 남들보다 많이 느끼고 싶어 욕심을 낸 산행은 온몸에 길고 긴 통증만 남겼다.

덜 덥고, 덜 춥고, 운동 효과도 좋은 때는?

치악산의 교훈 이후 주로 해발 400~600m의 산을 나의 호흡에 맞게 천천히 음미하며 즐기고 있다. 대부분 왕복 1시간 반이면 다녀올 수 있는 코스로 다음 일정을 계획하기에도 적당하다.

나는 아침 산행이 좋다. 10시 넘어 산을 오르기 시작하면 내리쬐는 볕에 그대로 젖고 더 지쳤다. 대낮에 올라가면 하산할 때 인적이 너무 드물고, 서늘한 느낌과 저녁이 곧 찾아온다. 아침 산행의 반가운 소식은 하나 더 있다. 고강도의 운동을 아침에 할수록 체중 관리에도 좋다는 것이다.

미국 프랭클린피어스대학교(Franklin Pierce University) 통위 마(Tongyu Ma) 박사 팀은 질병통제예방센터(CDC)의 2003~2006년 국민건강영양조사 참가자 5,285명의 데이터를 분석한 결과, 신체 활동 시간대와 체중 관리 사이에서 이 같은 연관성을 확인했다. 연구 팀은 연구 대상자에게 가속도계를 착용하도록 한 후 중·고강도 운동을 한 시간대에 따라 아침(7~9시) 642명(평균 59.9세), 한낮(11~13시) 2,456명(평균 49.9세), 저녁(17~20시) 2,187명(평균 46.1세) 세 그룹으로 나눠 체중 관리에 미치는 영향을 조사했다. 이 결과에서 매일 오전에 운동을 한 대상자들이 다른 시간대에 참여한 이들보다 체중 관리에 가장 효과적인 것으로 나타났다.

등산하기에 완벽한 시간을 찾았겠다, 한국인에겐 널리고 널린 게 산이니 한 달에 두 번 혹은 일주일에 한 번, 아침 든든히 먹고 등산화를 챙겨 근교 산으로 향해 보자. 당신이 산에 질리지 않을 만큼 완벽한 높이와 길이를 갖춘 산을 소개해 보려고 한다.

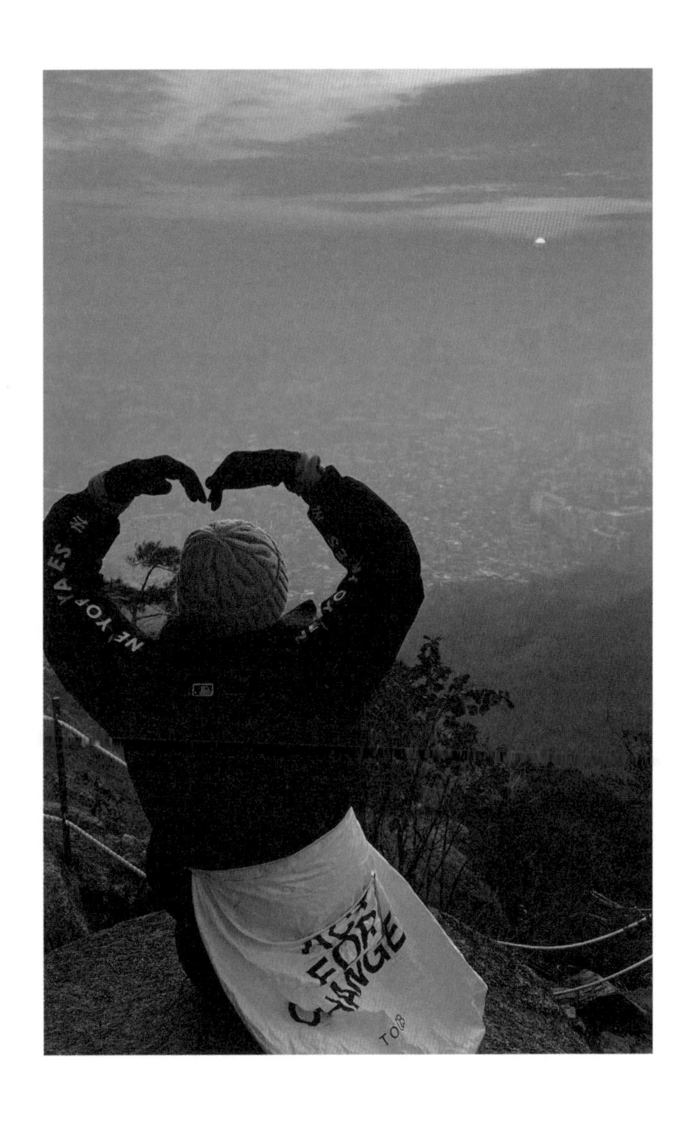

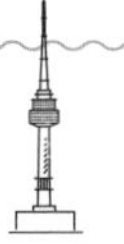

서울 & 인근 등산 추천 코스

청계산

청계산 입구역 → 매봉 코스

약 1시간 30분 소요

용마산/아차산 *야간 등산 가능

용마산역 3번 출구 → 용마폭포공원 → 용마봉 → 아차산 관리사무소

약 1시간 40분 소요

인왕산 *야간 등산 가능

독립문역 1번 출구 → 인왕산 정상 → 윤동주 시인의 언덕

약 1시간 소요

불암산

상계역 2번 출구 → 경남아너스빌 → 관리소 → 불암정 → 불암산 정상

약 1시간 30분 코스

불곡산

양주별산대 놀이마당 → 상봉

약 1시간 30분 소요

북한산

백운대 탐방지원센터 → 백운봉암문 → 백운대 정상 → 백운대 탐방지원센터

약 2시간 30분 소요 (암벽이 있어 장갑 필수)

4장
사회인의 웰니스

일상, 경제활동, 인간관계. 내 몸과 마음을 흔드는

트러블은 언제 어디에나 존재한다.

웰니스 라이프에는 이 복잡하고 다양한 트러블을

잘 달랠 나만의 비법을 찾는 것도 포함된다.

과연, 어디에서 어떻게 찾을 수 있을까?

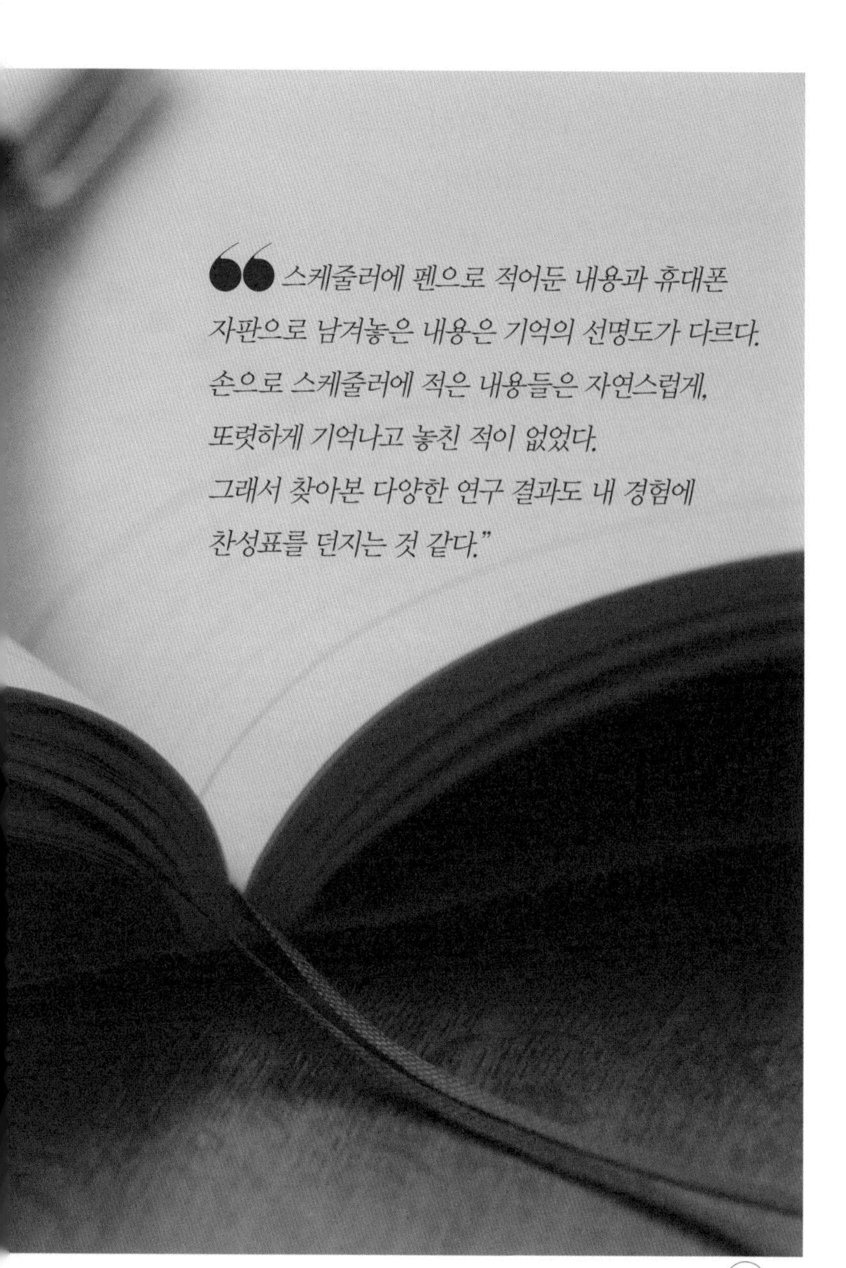
“스케줄러에 펜으로 적어둔 내용과 휴대폰
자판으로 남겨놓은 내용은 기억의 선명도가 다르다.
손으로 스케줄러에 적은 내용들은 자연스럽게,
또렷하게 기억나고 놓친 적이 없었다.
그래서 찾아본 다양한 연구 결과도 내 경험에
찬성표를 던지는 것 같다.”

나를 위한 주문 '그러려니'

#내맘같지않은게 #당연해 #그럴수도있구나

좋은 스트레스, 나쁜 스트레스

낯선 외지에 있어도 인연이 될 사람은 꼭 있나 보다. 비행기로 6시간 30분 날아 찾아온 싱가포르라는 도시에서 그야말로 결이 잘 맞는 친구를 만났으니 말이다. 그녀는 지금 떠올려도 늘 얼굴에 미소가 번져 있고 행동 하나하나가 예뻤다. 그런데 어느 날 대화 중 그녀의 이미지와는 전혀 어울리지 않는 단어가 귀에 꽂혔다.

"언니는 스트레스를 풀어? 나는 매일 스트레스를 해소하기 위해 딱 한 잔의 술을 즐기고 있어. 그게 나를 위한 유일한 보상이야."

해맑은 그녀에게 스트레스, 불안, 해소 같은 단어는 어울리지 않았다. 또 그녀의 질문 자체가 머릿속에서 낯선 혼란을 부추겼다. 스트레스란 무엇일까? 스트레스라는 게 '풀 수 있는 것'일까? '스트레스받는다'는 말을 자주 하는 게 스트레스를 더 쌓는 방법이 아닐까?

원인불명의 두드러기, 재채기, 가려움, 통증 등 몸에 이상 반응이 나타나 병원에 가면 항상 따라오는 말이 있다.

"원인은 스트레스입니다. 좋은 생각을 하고 몸을 편안하게 쉬세요."

마치 쇼윈도 속 케이크처럼 손에 잡히지 않고 당장 먹을 수 없는 그럴듯한 떡과 같은 처방이 아닐까?

그녀와의 대화에서 꼬리에 꼬리를 문 질문은 '모든 스트레스가 나쁜 것일까?'에까지 이르렀다. 이 주제로 지속적인 연구를 하고 있는 전문가가 있다. 캘리포니아대학교 샌프란시스코 캠퍼스(University of California, San Francisco) 웬디 베리 메데스 박사는 좋은 스트레스와 나쁜 스트레스가 있다고 말한다. 어떤 스트레스는 자신을 쇠약하게 만드는 고통을 동반하기도 하지만, 좋은 스트레스는 오히려 몸과 뇌에 추가적인 자극을 보내 더 좋은 상황을 만드는 경우도 있다고 말이다.

메데스는 "좋은 스트레스가 뇌 노화를 덜 가속화하는 것과 관련 있다는 증거가 있다"라고 말한다. 그는 노년기까지 모든 스트레스를 괴로움이라 여기지 않고 정신적, 사회적, 육체적 활동을 유지함으로써 긍정적인 형태의 스트레스를 계속 찾아볼 것을 권장하고 있다.

'그러려니' 솔루션

우리는 살면서 맞닥뜨리는 모든 문제를 다 통제할 수 없고, 어떤 문제는 오랫동안 고질병처럼 고통을 유발한다.

17년간 방송 생활을 하면서 프리랜서로 늘 불안정한 삶을 살아왔고, 살고 있다. 고용계약서를 요구하면 반항아가 되는 곳, 같은 프로그램을 만들지만 출연 연예인과 수십 배의 차이가 나는 가벼운 페이, 대략 50명의 스태프를 관리하며 예상치 못한 위험, 촬영을 방해하는 천재지변, 밤새 쓴 대본이나 촬영본이 날아간 경우, 채널사나 광고주의 승인이 기약 없는 경우, 팀원 중 하나가 잠수를 탄 경우 등 이 정글 같은 방송 세계에서 매번 스트레스를 받았다면 살아남지 못했을 것이다.

20대부터 30대 후반의 생을 이 세계에 속해 살아오면서 내가 버틸 수 있었던 것은 스트레스에 대한 나만의 새로운 접근

방식과 대처 방법 때문이었다.

일명 '그러려니', '그럴 수도 있구나' 솔루션이다.

손바닥도 맞닿아야 소리가 난다. 하나의 프로그램을 만들 때 모두 같은 목표를 가지지만 편을 나누어 의견이 허공에 떠도는 경우도 흔하다. 아이템 아이디어 회의 중 머리를 쥐어짜 가져간 내 의견에 칼을 대는 사람이 있었다. 말 한마디가 끝나기 무섭게 날카롭게 내 말을 잘랐고 회의 시간이 끝나면 나는 그 칼에 난도질당한 기분이었다. 나중에는 그의 발자국 소리만 들어도 키보드 위 손가락이 멈췄다. 그렇게 한번 사람이 싫어지니 그 사람의 걸음걸이, 숨소리, 목소리, 일을 하는 모든 과정의 행동 하나하나가 스트레스 덩어리였다. 그 생각은 날 잠식했고 출근 시간이 두려웠다. 이 프로그램이 끝나면 또 새로운 팀에 가서 새로운 사람을 경험해야 하는데 더는 물러날 곳이 없는 5년 차였다. 그래서 매일같이 그 말을 입에 넣고 씹어 삼킨다는 표현이 맞을 정도로 주문을 걸었다. 회의 시간에 칼끝처럼 날카로운 말이 날아와도 "아, 그렇게 생각할 수도 있겠네요?"라고 방패를 들었다. 그 뒤로 나를 무력하게 만드는 상황이 올 때도 '오늘만 사는 것은 아니다'라는 심정으로 '그러려니, 그러려니' 말에 리듬을 넣어 복화술 하며 그 상황에 자연스레 묻어갔다.

그렇게 오늘날 17년 차가 되었다. 일 외에도 인간관계에서 오는 스트레스에도 모든 감정을 쏟아붓지 않고 적당한 거리를 두게 되었다. 이렇게 하니 모든 게 편해졌다. 어떤 상황 때문에 너무 힘들고 괴로우니 무언가를 해야 한다는 강박이 아니라 그저 평범한 매일을 살게 되었다.

일상, 경제활동, 인간관계, 스트레스받을 만한 일은 언제 어디에나 존재한다. 어떤 상황에서 어떤 문제가 예견될 때는 미리 스트레스를 받기도 한다. 스트레스가 두렵기만 하면, 종국에는 그 두려움에 잠식되고 만다. 내가 살아가는 모든 시간 속에 존재할 스트레스와 적당한 거리를 두면 나쁜 스트레스에서 한 발짝 더 멀어지고, 긍정적인 스트레스는 더 잘 들여다볼 수 있을 테다.

요즘은 나를 살피고 내가 어떤 유형의 사람인지 알아보는 각종 성격 테스트가 유행이다. 무조건 피하려고만 하지 말고, 이 스트레스를 어떻게 대하는지 살펴보는 것도 나를 알아 가는 방법 아닐까.

뉴스는 얼마나 섭취하세요?

#골고루 #영양가챙겨서 #과식은금물

많이 알면, 우리가 나눌 말도 많을 테니까

오전 9시, 9호선 국회의사당역의 에스컬레이터는 직각처럼 보일 정도로 아슬하게 높다. 그 기울어진 계단 위로 위태롭게 사람들이 졸음을 깨우며 서 있다. 끝에 닿아 걸음을 내딛는 곳엔 무료 신문 가판대가 있었다. 무의식의 흐름대로 사람들은 자연스럽게 신문 하나를 팔에 끼고 목적지로 향한다. 열차 안에서 마치 하나가 된 듯이 파도를 만들어 낸 인파는 어느 순간 순식간에 자신만의 공간으로 들어가 버렸다. 나 역시 그 속의 하나였다. 막내 작가 때, 출근 시간이 10시라면 30분에서 1시간 정도 일찍 출근했다. 업무 준비를 하는 틈틈이 신문을 훑었다. 가장 이야기하기 좋은 것부터 걸러내고 편견을 가질 듯한 이야기는 버린다. 그러다 선배들이 하나둘씩 출근한다. 지금도 그렇지만 내가 잘 못 견디는 상황 중 하나가 사람들과 있을 때의 무거운 침묵이다. 누군가는 자연스러운 침묵이라 하지만 이런 상황이 어색한 나는 침묵을 깰 대화의 주제가 꼭 필요하다. 그때 가장 큰 역할을 한 게 오전에 훑어본 뉴스다. 날씨, 국내외 사건·사고, 공연 소식, 경기 일정 등 머릿속 보따리에 대화거리를 모아 두었다가 선배들 앞에서 하나씩 꺼낸다.

자연스러운 대화와 공감대 형성을 위해 종이든 영상이든 매체의 형태를 가리지 않고 뉴스를 탐색했다. 뉴스 보기는 지금도 이어지는 습관으로 관계의 친밀도를 높이는 데 효과가 좋은 편이다. 뉴스 탐색의 또 다른 장점은 영역이 좁은 내 취향과 관심이 다양한 뉴스를 통해 경제 상황, 문화, 스포츠 등으로 넓어진다는 점이다. 또한 귀에 잘 들어오는 안정된 목소리 톤, 잘 정돈된 언어를 구사하는 아나운서와 기자들의 말을 반복적으로 듣다 보니 나의 말하기 기술도 자연스럽게 돌아보고, 보완할 점을 찾을 수 있었다. 개인의 일상과 내 이야기도 중요하지만 세상 돌아가는 이야기도 알아야 사회 속의 나는 어떤 사람인지 알 수 있는 것 같다.

그런데 요즘은 뉴스가 변질됐다는 생각도 든다. 영상 속 아나운서는 침착함을 잃고 격앙된 톤으로 토해내듯이 멘트를 날린다. 격분한 아나운서의 기삿거리는 아름다운 소식일 리 없다. 자극적이고 부정적인 소식에 더 관심이 쏠리기 때문일까? 뉴스는 물론 모든 방송사에서 다루는 시사 프로그램들의 내용이 굉장히 거침없다.

아는 게 병이 되는 뉴스 과식

나는 눈을 뜨고 감을 때까지 채널을 돌려가며 뉴스를 계속 이어서 볼 때가 있다. 한참 전쟁 이슈가 난무할 때였는데 그날은 모든 채널에서 부정적인 단어를 잔뜩 쏟아냈다. 그 뉴스를 집중해서 보지 않고 생활 소음 정도로만 틀어놓았다. 그런데 이상하게도 평소보다 무기력하고 피곤했다. 뉴스 때문에 피곤하게 느껴지는 건 기분 탓일까?

워싱턴 D.C.에서 활동하는 심리치료사 애니 밀러(Annie Miller)는 "부정적인 정보를 지속적으로 들으면 뇌에 영향을 미칠 수 있기 때문에 뉴스에 계속 노출되는 것은 피해를 줄 수 있다"라고 말한다.

또 긍정적이거나 중립적인 내용을 시청한 사람들에 비해 부정적인 내용을 시청한 사람들이 시청 14분 만에 불안한 감정과 슬픈 감정이 모두 증가했다는 연구 결과도 있다.

나는 웰니스 라이프를 살아가는 데 타인과 적절한 교류가 굉장히 중요하다고 여긴다. 정보는 교류에 매우 큰 도움을 준다. 때문에 세상과 현실을 이해하고, 교류하기 위해서는 뉴스가 꼭 필요하다. 다만 우리가 건강 상태와 식성에 맞게 음식을 가려서 섭취하듯, 뉴스도 정신 건강에 해를 끼치지 않는 소식을 잘 가려낼 필요가 있다. 직접 겪는 일로도 피곤한 하루, 매체까지 스트레스를 준다면 옛말대로 '아는 게 병'이 된다.

뉴스를 마구잡이로 섭취하던 나도 지금은 식단 관리에 나섰다. 중립적이고 신뢰할 수 있는 매체 세 곳 정도를 고른 후, 아침 30분과 자기 전 30분의 뉴스 섭취 시간을 정했다. '세상에 대해 호기심이 있고 여전히 마음은 젊구나'라고 날 위로하는 시간이기도 하다.

끊을 수 없는 술

#애주가의웰니스

좋고 나쁘고를 떠나서

술술 들어간다. 분위기에 잘 어울리게 한다. 없던 용기도 만든다. 음식의 풍미를 높인다. 기분을 좋게 한다. 단, 칼로리가 높다. 설탕이 많이 들어 있다. 대부분의 성인병, 우울증, 뇌손상, 혈관계 이상의 주적으로 꼽히기도 한다.

술을 둘러싼 논쟁거리를 찾자면 얼마든지 있다. 술을 좋아하는 사람은 전자에 끄덕일 것이고, 즐기지 않거나 위험하다고 느끼는 사람은 후자에 더 수긍할 것이다. 나조차도 건강을 중요하게 생각하는 사람이라면 당연히 술을 안 마실 거라고 생각한 때가 있다.

그런데 나는 애주가다. 조금이라도 늦게 늙고, 건강하고 싶어 웰니스 라이프를 논하면서도 말이다. 내 몸 실험기를 하며 열심히 몸을 만들어 놓고는 2주 만에 더 불어나거나 되돌아온 적이 여러 번. 원인은 정크푸드 혹은 술이다.

과학자나 의사도 아닌 내가 술의 장단점에 대해 썰을 푸는 건 선을 넘는 일인 듯하다. 다만 대부분의 의사를 비롯한 전문가들이 금주를 권하는 것 정도는 안다. 그럼에도 술이 주는 즐거움을 외면하지 못하고 어울리는 음식과 만났을 때 입안에서 터지는 그 풍미를 포기하기가 어렵다.

끊을 수 없다면 차선책으로

인간은 이 발효 음료를 1만 년에 걸쳐 마셔 오고 있다. 각종 경고와 국가적 차원의 금주령도 이겨 내고 이어져 온 시간이다. 그러니 인류가 술을 어떻게 버리겠는가.

나는 차라리 조금 더 똑똑하게 마시는 방법을 선택했다. 인간관계도 유지하고 내 정신 건강에도 도움이 되는 방법으로. 또 술로 인한 체중 증가에 대한 부담도 덜어 냈다. 아, 어디까지나 개인적인 견해다.

나름 패턴을 만들었다. 매일 마시고 싶어도 이제 한 살, 한

살 먹어 가며 몸이 버티질 못한다. 그렇다면 몰아 마시면? 매일 술을 마신 사람이 이를 중단하고 일주일에 한 번, 7일 치를 몰아 마시는 것도 결국 같다고 본다. 또 우리 사회의 흔한 모임에서는 술이 빠지지 않는 경우가 많다. 술 때문에 모든 것을 잘라 낼 수도 없는 게 현실이다. 따라서 주 2~3일 정도 술을 마셔도 되는 날을 정한다. 앞뒤로는 휴식기를 반드시 갖는다.

당일과 다음 날은 수분, 전해질 음료, 국물 등 수분을 많이 섭취해서 탈수로부터 멀어진다. 또 자주 물을 마시며 소변을 확인한다. 소변이 계속해서 맑아질 때까지 수분을 섭취한다. 커피를 좋아해 커피를 마시는 것도 숙취에 도움이 된다고 믿은 적이 있으나 회복 속도에는 영 도움이 되지 않았다. 오히려 수분을 더 잃게 되기 때문이다.

마시는 동안은 '천천히' '느리게', 속으로 주의를 준다. 늘 빠르고 급한 사람이라 여전히 이를 훈련하는 과정에 있다. 알코올을 섭취했을 때 몸이 분해하고 내보낼 시간을 주려고 노력한다. 특히 맥주, 샴페인과 같은 스파클링이 함유된 술은 더 천천히 넘긴다. 이산화탄소 기포는 혈류에서 알코올 흡수도를 높이고 산소 흡수를 더디게 만들기 때문에 더 느리게 마시는 습관을 들여야 한다.

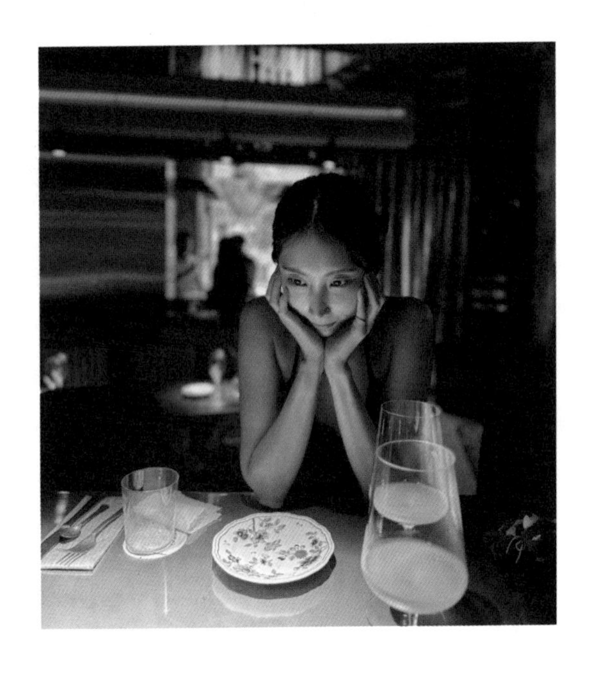

무엇보다 즐길 수 있을 만큼만 적당히 마시는 게 중요하지만, 술자리에서 술 권하는 문화가 완전히 사라지지 않은 이상 각오를 해야 할 때가 있다. 그런 날엔 보드카, 소주, 화이트와인 등 밝은색의 술이 차라리 낫다. 색이 강할수록 숙취 증상을 유발할 때가 많았다.

'술을 마시고 나면 탄수화물이 당긴다'는 말이 흔하다. 괜한 말이 아닌 것이 몸이 탄수화물을 원한다. 술을 마시면 이를 분해하는 대사 과정 중, 간이 포도당 합성을 잘 못하게 된다. 간이 필수 탄수화물을 공급하는 능력이 떨어지면 혈액 속의 포도당 농도가 떨어지고 자연스레 탄수화물을 먹고 싶다는 욕구가 강해지는 것이다.

이럴 때는 견디기보다 몸의 요구에 따라 탄수화물을 넣어줘야 한다. 단, 착한 탄수화물로 고르자. 사과, 바나나, 단호박, 오트밀, 현미 누룽지와 같은 식품을 적당히 섭취한다.

운동 강도도 조절하는 게 좋다. 간에 부담을 더하지 않도록 자극보다는 이완에 신경 쓰고, 강도가 낮은 유산소운동을 적당히 한다. 천천히 오래 밖을 걷는 것도 좋다.

한때 잘 모를 때는 패기 있게 술을 마셔도 그다음 날 강도 높은 웨이트트레이닝을 하기도 했다. 오히려 숙취에 더 시달렸고 살이 빠지기는커녕 몸이 망가졌다. 간을 위해 아예 움직이지 않는 것도 답은 아니다. 충분히 수면을 취하고 끊임없이 수분을 넣어주며 몸을 부드럽게, 천천히 움직여 본다. 빠르게 컨디션이 회복되고 전날 쌓인 알코올은 물론 체지방에 붙은 나쁜 것들도 태워진다. 즐거움을 얻었으면 이 정도의 노력은 해야 하지 않을까?

피부 트러블이 있다면 배를 괴롭히세요

#장이편해야 #피부도편하다

피부 에스테틱에서 배 마사지를

두 번째 손가락 옆으로 오돌토돌한 물집이 올라왔다. 간지럼을 참지 못하고 끝내 긁으면 물집이 터지고 딱지가 앉았다. 이를 가라앉힐 방법은 스테로이드제였다. 전날 먹은 음식을 떠올리며 원인을 짐작해 본다. 피자, 소주, 국물 닭발 등 이름만 들어도 자극적인데 속이 편했을 리가. 이 물집은 30대에 건강 루틴을 지키기 시작하면서 사라졌다.

먹거리에 예민하게 반응했던 몸은 이제 호르몬의 영향을 받는다. 생리와 배란일 직전에도 턱 끝에 고통을 동반하는 여드름이 올라온다. 문제가 될 때마다 피부과를 찾아 염증 주사를 맞았다.

이 주사와 연고에 질색하며 찾은 에스테틱이 있었다. 그곳은 30년간 사람의 몸을 바로잡고 가꿔온 70대 전문가가 운영 중이었다. 얼굴 트러블을 해결해 달라는 내게 그분은 배부터 풀어야 한다고 했다. 그녀의 손가락이 내 배를 훑는데 비명이 절로 새어 나왔고, 딱딱한 복부에서 그녀의 손가락이 튕겨나가 좀처럼 진도가 나가질 않았다. 그녀는 내 복부가 너무 경직돼서 피부도 칙칙하고 트러블이 더 잘 생기는 거라고 원인을 따졌는데, 처음에는 그 말을 믿지 않았다.

믿지는 않아도 '이렇게 해보라'는 조언에 어려울 건 없어서 그녀의 말대로 평소에 물을 충분히 마셨고, 저녁 식사는 대부분 소식했다. 일주일에 한 번은 복부 마사지를 받았다. 트러블이 줄어들기 시작했다. 복부를 마사지하는 손길이 리듬을 타기 시작했다. 내 배가 훨씬 부드러워지고 있음을 느꼈다.

장을 위한 식사와 자극

실제로 장은 건강에 직결되며, 피부 컨디션과도 밀접하다. 얼굴에 뭐가 났다고 얼굴만 백날 문질러 봐야 그 순간뿐이다. 어깨가 솟은 승모근 통증도 똑같다. 등까지 연결된 승모근 뿌리를 풀어주지 않으면 통증은 다시 돌아온다. 장은 소화하고 흡수하고 배설하는 기능만 있는 게 아니다. 장관 내 미생물, 독소 같은 외부 유해 물질의 유입을 차단하는 기능도 있다. 또 체내 면역세포의 80%가 소화기관에 있다. 방부제 등 첨가물이 많이 들어간 가공식품, 과당 식품, 과식, 스트레스 등은 장 건강에 영향을 미치고 나쁜 균을 없애려던 유익균도 소멸되어 결국 소장에 구멍이 난다. 이를 두고 장 누수 증후군이라고 부른다. 장 누수를 겪게 되면 피곤함, 무기력, 트러블, 비만, 잦은 방귀, 수면장애, 소화불량, 변비, 면역력 저하, 혈관 질환 등에 노출된다.

이 장내에 존재하는 미생물총에게 좋은 먹이를 전달해야 한다. 장내 유익균에 좋은 영양식은 대부분 저항성 전분으로 현미, 콩, 바나나, 귀리, 보리처럼 베타글루칸이 풍부한 식품이다. 더불어 유익균의 활동량을 늘릴 섬유질을 충분히 공급하고 장이 부드러워질 수 있도록 충분한 수분을 섭취한다. 신경써서 식단을 짤 상황이 안 된다면, 끼니때 생채소를 곁들여 먹는 것도 방법이다. 정 귀찮다면 장내 미생물군을 위해 프로바이오틱스를 보충하는 것도 도움이 된다.

그리고 여기에 나만의 팁 두 개를 더한다면, 첫 번째, 시도 때도 없이 특히 앉아 있을 때 배를 괴롭힌다. 시계 방향으로 명치부터 상·하복부를 지그시 눌러준다. 배가 뭉치지 않고 내 몸이 잘 순환하도록 돕는다.

두 번째, 몸을 비튼다. 급한 성격을 다스리려고 요가를 시작한 지 오래, 싱가포르에서도 요가 수련은 꾸준히 하고 있다. 오히려 서울에 있을 때보다 횟수가 늘었다. 싱가포르는 요가에 열정적이라고 느낄 만큼 도시 규모에 비해 요가원이 많다.

내가 다니는 수련원은 특히 트위스트(비틀기) 클래스가 주류다. 요가 강사들은 몸을 비트는 와중에도 척추를 반듯하게 정렬하라고 강조했다. '이게 돼?'라는 생각도 잠시, 몇 번의 도전 끝에 강사의 시범과 비슷한 자세를 할 수 있게 되자, 그 진가가 느껴졌다. 척추 정렬을 유지하며 몸을 비틀면, 복부를 깊이 만져주는 듯한 느낌이 들고, 여기에 호흡이 더해지면 몸속이 더 부드러워진다.

소화가 어렵고, 속이 더부룩하고, 숙변을 도통 만나기 어렵다면 깊은 호흡과 함께 몸을 비틀어 보자. 몸을 곧게 세우고 오른쪽으로 숨을 내쉬며 30초, 또다시 왼쪽으로 숨을 내쉬며 30초. 이만한 복부 마사지가 없다.

피부 트러블로 고민하는 사람을 만날 때면, 우선은 피부과를 찾아 정확한 진단을 받고, 여기에 더해 복부를 풀어 주라고 권한다. 겉으로 보이는 컨디션뿐 아니라 면역력도 높아져 하루하루 살아가는 데 덜 지치고 덜 피곤할 것이다.

돈 안 드는 안티에이징, 쓰기

#손글씨 #노트와펜만있다면

주고받은 쪽지 속, 성격 닮은 필체들

흰 바탕에 흐린 선이 정사각형으로 열을 맞췄다. 정사각형 안에는 더 흐릿한 점선이 또 4개의 사각형을 만들었다. 그 위로 작은 손이 올라간다. 사각 소리를 내며 신중하게 움직인다. 사람이 서 있듯 대각선이 마주 보고 그 옆으로 기둥에 오른팔을 뻗어낸 '사', 그리고 '랑'이 써지면 그게 사랑이다.

한글을 익히게 된 순간부터 나에겐 사각형이 가득한 공책이 주어졌다. 그리고 그 안에 하루하루 배워나간 낱말을 열심히 적었다. 가장 이상적인 글씨체가 앞에 있고 이를 따라 쓰는 게 아닌 그리기 수준에 가까운, 마치 예술을 경험했다. 이 책을 읽는 많은 분들도 어릴 적 비슷한 경험을 하지 않았을까?

아주 날카롭게 끝을 세운 연필들을 필통에 담아놓으면 보물을 얻은 기분이었다. 그 시절이 지나고 흑색의 심을 넣어 얄팍한 보디를 가진 샤프를 이것저것 사 모았다. 교복을 입었을 땐 색깔 펜을 여럿 가지는 게 유일한 사치였는데 일본제 펜을 모은 기억이 있다. 빈 공책도 나이가 들면서 꿈의 방향이 바뀔수록 담아내는 내용이 달라졌다. 첫 공책은 따라 쓰기용이었다면 소설가 특유의 문체를 탐닉하던 고등학교 때는 좋아하는 소설가의 책을 열심히 필사했다. 내용이 변하듯 필체도 변했다. 어릴 적에는 지금처럼 문자메시지가 없었으니까, 친구들의 다양한 필체로 적힌 낙서며 쪽지를 주고받았다. 지금도 소꿉친구들을 떠올리면 그들의 필체가 생각난다. 필체를 자세히 들여다보면 소심함, 즉흥적, 활달함 등 그 사람의 성격이 함께 떠오른다. 그 시절의 당연했던 추억이 디지털 시대가 되면서 많이 달라졌다. 한 고등학교로 특강을 갔을 때다. 학생들은 노트나 필기도구 대신 태블릿을 들고 있었다.

취미나 문화 관련 강의를 찾아 보다 인기 있는 강의를 발견했는데, 바로 '글씨체 고치기, 예쁜 글씨 만들기'라는 클래스였다. 손 글씨를 쓸 일이 점점 줄어드는 요즘, 많은 현대인이 악필이라는 것. 그래서 쓰기, 필체가 예술의 영역으로까지 떠오르며 특유의 글씨체를 가진 사람은 대단한 인기몰이를 하고 전시회를 열기도 한다.

악필이어도 손 글씨가 나은 이유

나 역시 방송작가로 글 쓰는 직업을 갖고 있지만 대부분의 원고를 노트북으로 작성한다. 그럼에도 노트와 필기도구 욕심을 버릴 수가 없다. 특히 아이디어를 메모할 때, 똑같은 흰 바탕인데 문서 프로그램 화면보다 공책 위에서 펜을 잡고 있을 때 더 정리가 잘된다. 누군가에게는 귀찮은 과정일 수 있지만 나는 항상 대본을 쓰거나 무언가를 기획할 때 손으로 이야기의 줄기를 써놓고 컴퓨터에 그 내용을 풀어 나간다. 확실히 뇌가 활발해지고 있다는 느낌이 든다.

내 경험상 손으로 적은 내용을 더 잘 기억했다. 스케줄러에 펜으로 적어둔 내용과 휴대폰 자판으로 남겨 놓은 내용은 기억의 선명도가 다르다. 손으로 스케줄러에 적은 내용들은 자연스럽게, 또렷하게 기억나고 놓친 적이 없었다. 그래서 찾아본 다양한 연구 결과도 내 경험에 찬성표를 던지는 것 같다.

손으로 글씨를 쓰면 좌우 뇌를 다 쓴다. 인지능력과 창의성을 자극하고, 기억력 향상을 포함해 뇌에 다양한 이점을 준다고 한다. 결국 손으로 쓰는 이 행동 자체가 미세하게 운동을 하고 있는 것이다. 또 단순한 정보도 필기로 입력되면 훨씬 더 많은 뇌 영역에 영향을 준다고 한다.

노르웨이과학기술대학교의 연구 결과에 따르면 필기는 타이핑에 비해 더 많은 뇌 영역과 연결을 활성화해 잠재적으로 학습과 기억력을 향상시킨다. 이 연구는 대학생 36명의 뇌 활동을 분석하고 손으로 쓸 때 시각 처리, 운동 제어, 기억과 관련된 다양한 뇌 영역에서 연결성이 증가한다는 것을 발견했다.

노화를 더디게 만드는 방법 중 가장 저렴한 방법이 아닌가. 그냥 쓰기만 하면 된다. 글을 쓰는 행위의 이로운 점을 생각하며 내 뇌의 퍼스널 트레이너가 되어보자. 당장 무엇을 필기해야 할까 고민이 된다면 스케줄러를 사용하거나 회의 시간에 필기를 해본다. 특히 영어 등 외국어를 배울 때 손이 부지런한 게 좋다. 스펠링을 손으로 반복해서 적는 것부터 짧은 작문까지, 그 긍정적인 효과는 상상 이상일 것이다.

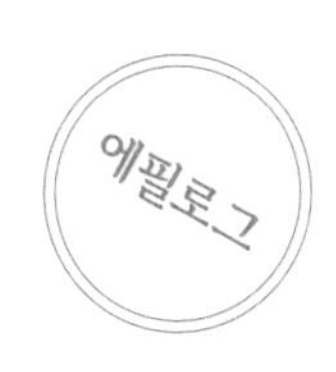

내 몸 실험기 콘텐츠는 지극히 개인적인 호기심에서 시작됐다. 해를 거듭하고 관심이 늘어날수록 노화에 저항하며 슈퍼 휴먼이 되는 방법을 나눌 의미가 있다고 생각했다. 다양한 레시피, 생활양식을 가진 웰니스 스피커들은 점차 늘어나고 있다. @wellnessulee 웰니슈리, 내 활동명까지 바꿔가며 웰니스에 뛰어들게 된 데는 분명한 메시지가 있었다.

'단 하루라도 노화를 늦출 수 있다면'에서 시작한 내 작은 염원은 친환경적인 인간으로 거듭나게 했다. 단순히 나라는 한 사람이 아닌 모두와 우리를 품은 지구를 위한 소비와 루틴을 전하게 되었다.

내가 전하고 싶은 메시지가 확실해지자 무엇을 해야 할지 판단이 쉽게 섰다. 같이 행동할 수 있는 이들을 찾기 시작했다. 그렇게 탄생한 첫 개인 캠페인이 '시간 기부자'였다. 15명의 지원자를 SNS로 모집했다. 지원자 40명 중 다양한 스토리를 가진 사람들을 15명 정도로 추려 온라인 단체 대화방에서 만났다. 그들이 기부한 시간은 약 2주였다.

캠페인이 시작되기 전 실제로 내가 사용하고 먹는 제품들을 모두에게 전달했다. 이 캠페인에 친환경 브랜드는 흔쾌히 지원해 줬다. 그렇게 우리는 일찍 일어나 아침 인사를 나누고 하루를 채울 건강한 루틴을 미션처럼 전달했다. 환경을 위한 행동부터 쓰레기를 줄이는 생활 습관, 과도한 화장품으로부터 벗

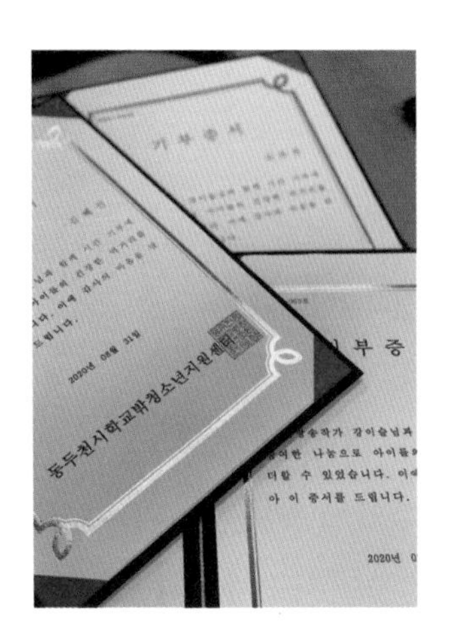

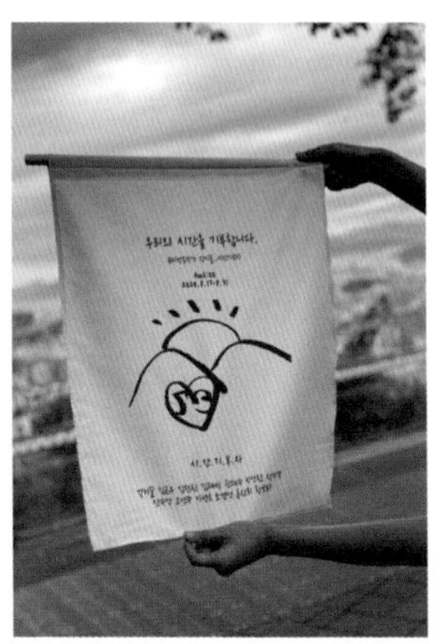

어나는 습관, 깨끗한 식습관까지. 그렇게 2주를 채웠다. 내가 소개한 루틴에 맞춰 모두 하루를 움직였고 그들은 그 시간만큼 내게 내어 준 것이나 다름없었다. 이에 시간을 기부했다는 의미로 2주 뒤, 그들의 이름을 담아 도움의 손길이 필요한 소외계층을 관리하는 센터에 기부했다. 그리고 기부자들에게 기부 증서를 보냈다.

우리가 함께한 결과

하루 중 '아침'이 없던 사람이 아침 해를 보게 됐다. 누군가는 우울증 약에 의존하지 않아도 컨디션이 유지됐다. 누군가는 무언가 하고 싶다는 의지가 생겼다.

그들이 진심을 다해 전해 준 이 메시지는 나에게 보람과 더불어 긍정적인 자극을 주었다. 2주의 챌린지를 마무리하기 위해 마지막 날 모두 쓰레기봉투를 들고 서울 남산 허리춤에서 만났다. '자아'와 '우리' 그리고 '지구와 함께할 내일'을 고민하며 지구 속 남산의 품속에서 걸었다. 꽤나 멋진 지구인 같았다.

그해에 전 세계에 돌풍을 일으킨 키워드는 ESG였다. 투자 유치를 위한 혹은 착한 기업임을 어필하는 대기업들의 목소리가 아닌 우리 개인의 삶에서도 ESG가 다양한 변화를 일으키고 있다는 신호가 느껴졌다. 그리고 곧바로 〈지구인의 반성문〉을 집필하게 되었다.

몸과 마음의 염증을 늦추는 것, 노화의 저속화를 말한다. 이 삶의 의지는 나눌 때 그 빛을 더 발휘하는 것 같다. 나 스스로 지구를 클렌징한다고 말하는 플로깅, 자연의 재료로 속을 깨끗하게 깨우는 로 푸드(raw food), 스킨케어 다이어트, 챌린지 캠페인 등 다양한 접근으로 웰니스의 여정을 나누며 살고 있다. 이 메시지가 싱가포르에까지 닿아 이곳 사람들과도 함께 호흡하는 캠페인을 이룬다는 것이 아직도 믿기지 않는다. 그리고 이 책을 통해 새로운 길이 열릴지도 모른다는 설렘이 몽글 몽글 피어나고 있다.

데일리 루틴이 명확해지며 웰니스를 좇게 되었고 일상이 더 풍요로워졌다. 내 몸에는 어떤 식사법이 잘 맞는지, 몸을 움직이는 반복적인 활동, 가장 내 몸을 편안하게 하는 의류, 다음날 컨디션을 지켜주는 나만의 술 페어링, 타인과 건강한 대화의 주제, 좋아하는 그림 등 불완전했던 나의 취향과 일상이 이제 제대로 형체를 띠게 되었다.

나를 이루는 과정들을 나열한 이 책에서 가볍게 한 가지만 취향에 맞는 것을 골라 당신의 삶으로 옮겨 보길 바란다. 웰니스는 이미 잘 먹고 잘 사는 사람의 자랑 타령이라는 색안경을 끼게 하고 싶지 않았다. '이 정도만 해도 충분히 나를 위해 사는 사람이구나' 하고 느끼도록 든든한 응원이 되고 싶었다.

웰니스라고 하면 뭔가 대단한 일을 해야 할 것 같아 망설이는 이들이 있다면, 마지막으로 이런 말을 전하고 싶다.

"당장 이 중 하나만 꺼내 먹으세요! 우리가 흔히 만날 수 있는 인스턴트식품처럼 건강을 위한 일상 레시피도 어렵지 않아요. 당장 물 한 잔을 음미하며 먹는 것만으로도 당신은 당신을 위해 시간을 쓰고 있는 겁니다."

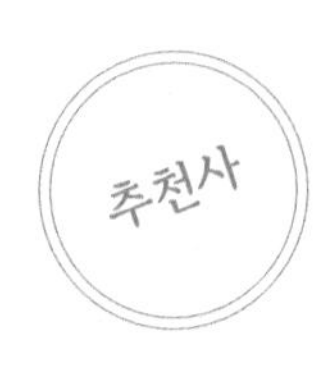

계획을 세우기는 쉽다. 근데 그대로 살기는 어렵다. 늘 사부작 사부작 혼자 계획대로 사는 이가 바로 이 사람이다. 몸도 마음도 건강하게 살아가는 모습을 보며 저렇게만 해도 되겠다 싶었는데 그 방법을 확인할 수 있으니 통쾌하다.

– 개그우먼 홍윤화

'바빠서, 시간이 없어서'라는 말을 달고 사는 우리의 모습과 닮은 그녀의 인스턴트 시절. 인간 '갓생'에게 이런 과거 시절이 있었다니, 이제야 이 언니에게서 인간미를 찾게 된다. 내가 아는 그녀는 이른 새벽 해가 뜨기 전에 집을 나서 먼저 아침을 맞이하고, 고된 촬영을 마친 날에도 항상 빼먹지 않고 웨이트트레이닝을 하러 갔다. 그 일상을 오랜 시간 지켜보며 나도 마음속으로만 품었던 건강한 일상을 위해 용기 내어 한 걸음씩 내딛기 시작했다.

이른 아침 몸을 깨워 보고 웨이트트레이닝을 시작하고 그린 스무디를 만들어 먹으며 몸과 마음의 근육을 키우는 법을 배웠다. 이렇게 단단하게 일상을 가꿀 수 있도록 이끌어 준 그녀에게 감사의 인사를 전한다. 이 책은 '당신의 인생을 바꾸는 마법 같은 비법'이라는 말로 홀리는 대신, 지금 내 모습 같은 그녀의 인스턴트 일상에 공감하고 끄덕이며 그 변화의 길도 따라가 보고 싶게 만든다. 아마 책을 덮는 순간, 내일 아침은 다르게 시작하고 싶어질 거다. '맞아, 나도 그래. 그렇다면 나도 한번 시작해 볼까?'

– 나인뮤지스, 유튜브 @민하의 소소사소
콘텐츠 크리에이터 박민하

'나'를 위한 소소한 액션 플랜

하루의 잠깐, 일주일 중 하루, 당신을 위한 작은 도전을 계획하고 기록해 보세요.
강이슬 작가 SNS(인스타그램 @wellnessulee)를 통해 여러분의 도전을 응원합니다.

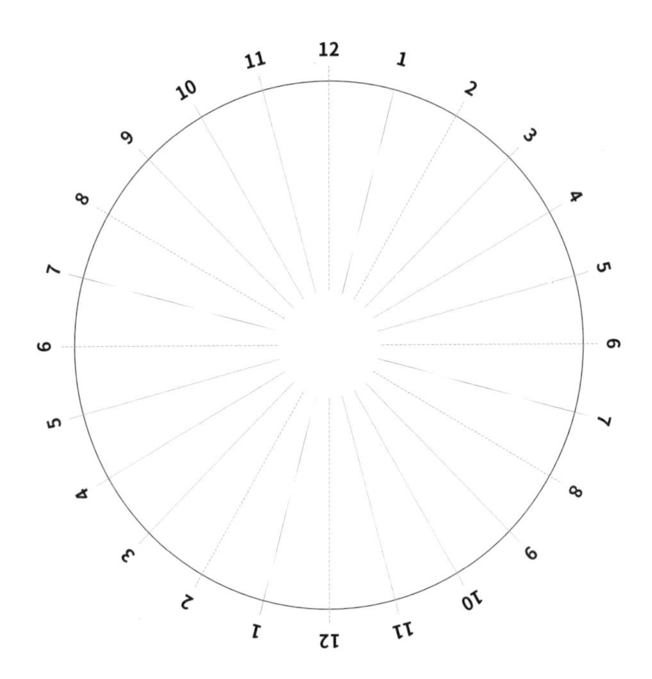

weekly plan

월요일

화요일

수요일

목요일

금요일

토요일

일요일

- [ ]
- [ ]
- [ ]
- [ ]
- [ ]
- [ ]
- [ ]
- [ ]
- [ ]
- [ ]
- [ ]
- [ ]
- [ ]
- [ ]

그냥, 오늘 딱 하나만 해보면

인스턴트 웰니스

펴낸 날 초판 1쇄 발행 2024년 9월 9일
회장 · 발행인 곽재선
대표 · 편집인 이익원
지은이 강이슬
진행 · 편집 전수아 윤영준 권혜수 박유리
디자인 베스트셀러바나나
이미지 강이슬, Getty Images Bank
인쇄 엠아이컴
브랜드 슬:B
주소 서울시 중구 통일로 92 KG타워 19층
E-mail edailybooks@edaily.co.kr
발행처 이데일리(주)
등록 2011년 1월 10일(제318-2011-00008)
가격 17,500원
ISBN 979-11-87093-29-9 (03510)

* 슬:B는 이데일리(주)의 새로운 콘텐츠 브랜드입니다.
* 파본이나 잘못된 책은 교환해드립니다.